대한민국
최고의 명의가
들려주는

녹내장

SNUH
서울대학교병원
Health+8

대한민국 최고의 명의가 들려주는

녹내장

초판 1쇄 발행 2015년 1월 30일
초판 6쇄 발행 2023년 10월 25일

지은이 박기호

펴낸곳 서울대학교출판문화원
주소 08826 서울 관악구 관악로 1
도서주문 02-889-4424, 02-880-7995
홈페이지 www.snupress.com
페이스북 @snupress1947
인스타그램 @snupress
이메일 snubook@snu.ac.kr
출판등록 제15-3호

ISBN 978-89-521-1669-7 04510
978-89-521-1498-3 (세트)

SNUH
서울대학교병원
Health+ 8

대한민국
최고의 명의가
들려주는

녹내장

박기호 서울대학교병원 안과 교수

서울대학교출판문화원

첨단 지식정보화 사회에 들어 눈부신 의학발전에도 불구하고 여전히 병마와 싸우는 수많은 환자들이 있기에 우리는 한시라도 마음이 편할 수가 없습니다.

서울대학교병원 Health⁺ 시리즈는 정보의 홍수시대에 근거가 빈약한 의학정보가 무분별하게 난무하는 상황에서 의학적 근거와 기준을 제시하며 표준화된 건강정보를 제공하고자 발간되었습니다.

특히 이 책은 대한민국 암 발생률 1위인 위암을 시작으로 유방암, 간암, 췌장암 등 다양한 암 질환과 각종 질병까지 의료진이 오랜 기간 걸쳐 축적해 온 경험과 의학지식을 알기 쉽게 풀어가고 있습니다. 또한 각 질환별로 증상, 진단, 치료, 재활, 건강관리 등 환자들이 궁금해하는 점을 중심으로 일반인들도 이해하기 쉽게 구성되어 있습니다.

무엇보다 이 시리즈를 통해 서울대학교병원 최고 명의들이 건강과 질병에 대한 전문적 지식을 국민들과 함께 공유함으로써, 국가중앙병원으로서 국민건강관리의 올바른 방향을 제시하고 평생건강을 계획하고 관리하게 된 것은 정말 소중한 일이 아닐 수 없습니다.

이 책의 발간에 수고를 아끼지 않은 원고 집필 교수진과 서울대학교출판문화원 편집진에게 감사를 드리며, 이번 Health+ 시리즈 발간이 우리 모두의 건강한 미래를 밝히는 소중한 길잡이로서 국민 모두가 더욱 건강하고 행복한 삶을 영위해 나가는 뜻깊은 계기가 되기를 기대합니다.

2013년 8월 25일

서울대학교병원장 오 병 희

요즘 TV 드라마나 영화에서 녹내장 환자가 종종 등장한다. 이는 그만큼 녹내장에 대한 일반인의 인식이 높아졌음을 의미한다. 그러나 아직도 녹내장 환자의 약 2/3 이상이 발견되지 않은 상태일 것으로 추정되고 있다.

인간은 누구나 '생리적 맹점'이라는 일종의 시야장애를 가지고 있다. 한쪽 눈을 가리고 정면의 한 점을 응시하면 귀 쪽으로 약 15도 떨어진 위치의 작은 물체가 사라지는 지점이 있다. 이러한 맹점을 가지고 있음에도 불구하고 시야장애를 느끼지 못하는 이유는, 뇌에서 맹점을 주변의 색으로 페인트칠하듯이 우리 자신을 속이기 때문이다. 초기 녹내장 환자가 자신의 시야장애를 느끼지 못하고 정상처럼 생활하는 것은 바로 이 같은 이유 때문이다.

녹내장은 백내장, 황반변성과 더불어 3대 실명 원인 질환의

하나이다. 백내장은 수술로 시력을 회복할 수 있으나, 녹내장은 신경이 손상되는 질환으로 한번 손상된 신경은 현재의 기술로 되살리는 것이 거의 불가능하다. 그러므로 녹내장은 자각증상이 없는 초기에 발견하여 적절한 치료를 받는 것이 매우 중요하다.

한 가지 다행스러운 것은, 안저사진촬영과 안압검사가 포함된 건강검진을 받는 사람들의 수가 늘고, 일반인의 녹내장에 대한 인지도가 높아져 녹내장의 조기 발견이 점점 늘고 있다는 점이다.

또 한 가지 다행스러운 것은, 우리나라와 일본인에서는 서양과는 반대로 안압이 정상인 녹내장 환자가 대다수라는 점인데, 안압이 정상인 녹내장은 안압이 높은 녹내장에 비해 병의 진행 속도가 상대적으로 느린 것으로 알려져 있다. 그렇지만 정상안압녹내장 환자 중에서도 매우 빠른 진행을 보이는 환자군이 있기 때문에 안심해서는 안 된다.

녹내장은 환자와 의사가 평생 동반자처럼 함께 병을 관리해 나가야 하는 질환이다. 최근 20~30년 동안 새로운 녹내장 치료제와 수술법들이 개발되고 치료법의 지속적인 발전이 이루어져 환자와 의사 모두에게 희망을 주고 있다.

녹내장 환자를 진료하면서 "녹내장은 좋아질 수 없나요?", "약은 평생 써야 하나요?", "평소에 주의해야 할 사항은 없나요?", "녹내장은 수술이 불가능한가요?" 등의 많은 질문을 받는다. 이 책의 글을 정리하면서 평소 환자들로부터 받는 질문에 대한 충실한 답변을 작성해 보고자 노력하였다.

끝으로 필자에게 녹내장의 정석을 가르쳐 주신 윤동호 명예교수님, 김동명 교수님, 바쁜 중에도 원고 작성과 정리에 도움을 준 정진욱 교수, 김고은, 김대우, 김용우, 서샘, 이상윤, 이종은 임상강사 선생들께 깊은 감사를 드린다.

박기호(서울대학교병원 안과 교수)

KBS 〈무엇이든 물어보세요〉(2001.5.27. 방송)
MBC 〈실명위험 녹내장〉(2011.4.17. 방송)
KBS 〈튼튼생생 365일〉(2012.4.7. 방송)
EBS 〈명의〉(2013.2.8. 방송)
2009~2014 미국안과학회 '폐쇄각녹내장' 강연
2012~2013 미국안과학회 '정상안압녹내장' 강연
2013 미국안과학회 Subspecialty Day '고도근시와 녹내장' 강연
2014 유럽안과학회 '정상안압녹내장', '근시와 녹내장' 강연
2015 일본임상안과학회 '망막내 시신경세포 분석' 초청 강연
2019 미국안과학회 Subspecialty Day '약물 치료 시 고려할 점' 강연
2022 미국녹내장학회 '고도 근시에서 녹내장 진행을 어떻게 발견하는가?' 강연

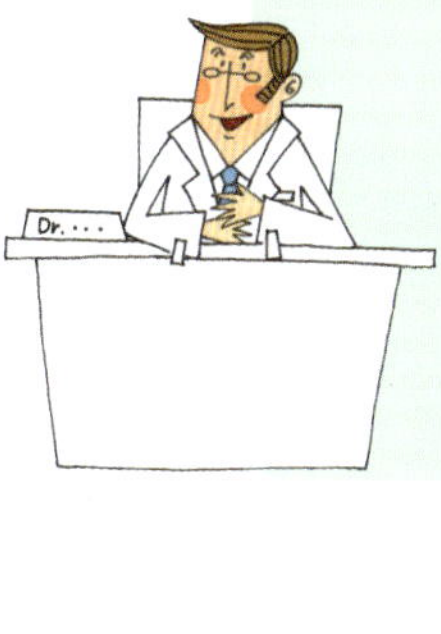

차 례

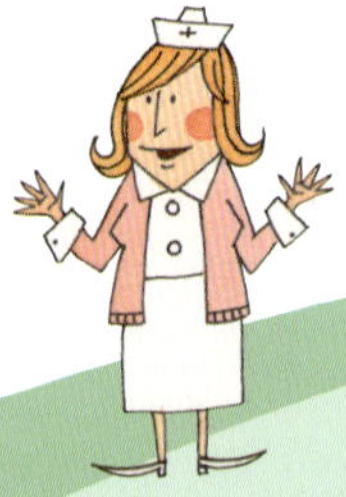

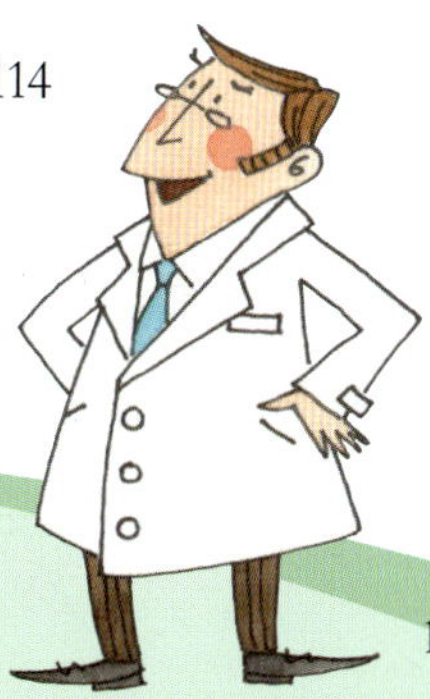

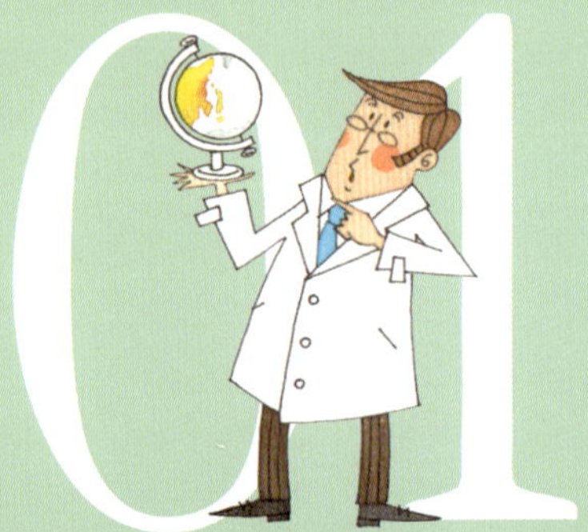

01 녹내장은 어떤 병인가?

녹내장은 눈으로 받아들인 빛을 뇌로 전달하는 역할을 하는 시신경에 이상이 생겨 시야가 좁아지는 질환으로, 광범위한 질환을 포함하고 있다. 적절한 치료를 받지 않을 경우 시야장애가 진행되어 최종적으로는 실명까지도 이를 수 있다.

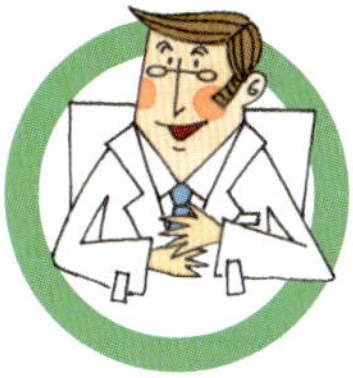

녹내장이란?

우리 눈이 물체를 인식하기 위해서는 물체에서 나온 빛이 투명한 각막과 수정체를 투과하여 망막에 맺히고, 이로 인한 빛 자극이 망막에 있는 신경다발과 시신경을 거쳐 궁극적으로는 영상 정보가 뇌로 전달되어야 한다. 녹내장은 눈으로 받아들인 빛을 뇌로 전달하는 역할을 하는 시신경에 이상이 생겨서 시야가 좁아지는 질환을 말한다.

녹내장은 광범위한 질환을 포함하고 있다. 의학적인 관점에서 녹내장은 '특징적인 시신경의 변화와 시야 변화를 동반한 진행성 시신경 질환'으로 정의할 수 있는데, 여러 가지 요인이 복합되어 나타나는 질병군이다. 시신경은 눈 속에 맺힌 여러 영상 정보를 뇌에 전달하는 전선과 같은 역할을 하며, 이러한 시

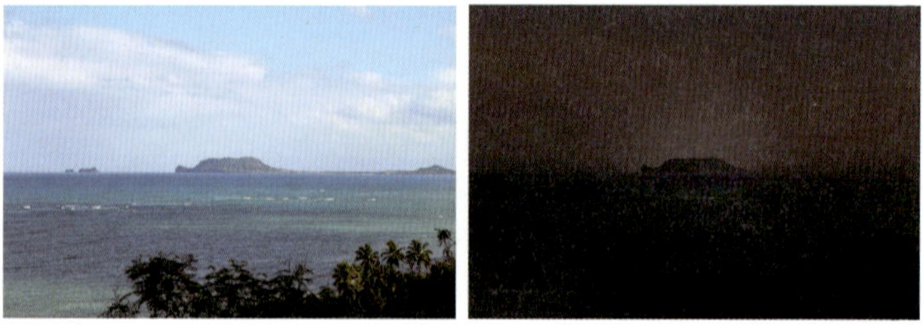

그림 1. 정상 시야(왼쪽) 및 녹내장 환자의 시야(오른쪽)

신경에 이상이 생기면 시야 일부가 가려지거나 안 보이게 되는데, 적절한 치료를 받지 않을 경우 시야장애가 진행되어 최종적으로는 실명까지도 이를 수 있다(그림 1).

시신경은 일단 손상이 되면 다시 회복할 수 있는 방법이 없으므로, 녹내장으로 시력이 소실된 경우 시력 회복이 불가능하다. 그러나 녹내장은 급격히 진행하는 경우보다는 천천히 진행하는 경우가 많기 때문에, 조기에 발견하여 적절히 치료한다면 실명을 예방하거나 녹내장의 진행 속도를 크게 늦출 수 있다.

Hospital Memo

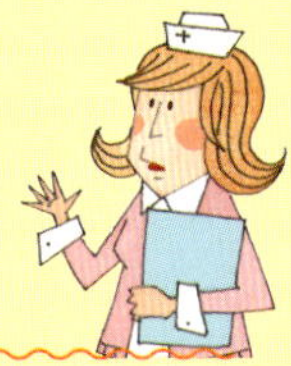

눈의 구조

눈은 빛을 받아들여 시각 정보를 뇌로 전달하는 기능을 가진 감각기관으로, 지름 약 24mm의 구형으로 이루어져 있다. 흔히 눈의 구조는 사진기에 비유되는데, 눈의 각막과 수정체가 사진기의 렌즈와 같은 역할을 하며, 홍채가 조리개의 역할을 하여 빛의 양을 조절하고, 망막은 상이 맺히는 부위인 필름과 같은 역할을 한다.

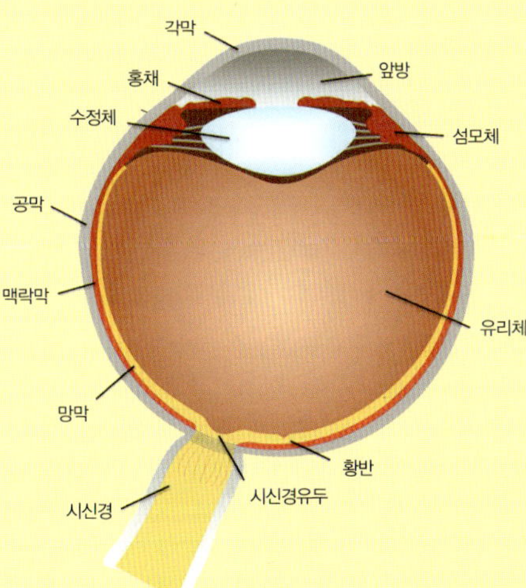

그림 2. 눈의 구조와 명칭

각 부위별 눈의 구조를 살펴보면 다음과 같다.

각막 일반적으로 검은자위라 불리는 눈동자 부위의 투명한 막으로, 빛이 제일 먼저 통과하는 부위이다. 눈에서 빛을 가장 많이 굴절시켜 모아주는 역할을 한다.

앞방 앞쪽은 각막으로, 뒤쪽은 홍채와 수정체로 둘러싸인 공간을 의미하며, 방수라고 하는 액체로 가득 차 있다.

공막 일반적으로 흰자위라고 말하는 부위로, 앞쪽 표면은 결막으로 덮여 있다. 단단한 층으로 안구의 형태를 유지한다.

홍채 수정체 앞에 있는 고리 모양의 조직으로, 동공의 크기를 조절해서 망막에 비치는 빛의 양을 일정하게 유지한다.

섬모체 방수를 생산하는 부위이며, 수정체의 두께를 조절하는 역할을 한다.

맥락막 빛이 분산되지 않게 암실 역할을 하는 부위로, 망막에 영양과 산소를 공급한다.

수정체 볼록렌즈 모양의 투명한 조직으로, 물체의 거리가 변하더라도 수정체의 두께가 변화하여 망막에 상이 정확하게 맺히도록 해준다.

유리체 안구 내용물의 대부분을 차지하고 있는 투명하고 젤리 같은 조직이다. 안구의 형태를 유지하며 빛을 통과시킨다.

망막 얇고 투명한 막으로 외부에서 들어온 빛이 맺히는 부위이다. 시력과 색을 인지하는 세포들이 넓게 퍼져 있어 시각 정보를 받아들인다.

황반 망막의 가장 중심으로 시력이 결정되는 중요한 부위이다. 갈색의 황반색소가 분포하여 주변보다 약간 어두운 색으로 관찰되며, 황반의 중심부는 약간 오목하게 들어가 있다.

시신경유두 망막의 시신경세포에서 나온 신경섬유들이 눈을 빠져나가기 전에 모여서 만들어진 구조이다. 안저에서 주변보다 밝은 약간 타원형의 형태를 보이며, 중앙에는 웅덩이 모양의 함몰부가 있다.

시신경 망막에서 받아들인 시각 정보를 모아 뇌로 전달하는 역할을 한다. 시신경섬유들의 다발로 이루어져 있다.

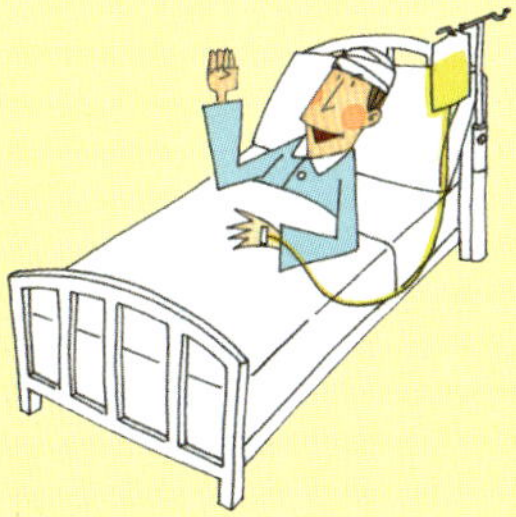

02

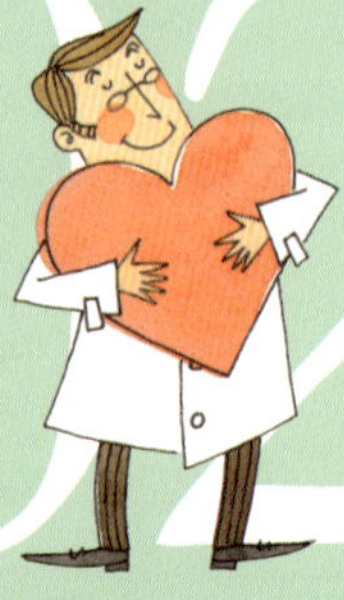

녹내장은 왜 생기나?

현대의학의 발전에도 불구하고 녹내장이 생기는 원인에 대해 아직 확실하게 결론이 내려지지는 않았다. 그중 눈의 압력이 높아져 이로 인해 시신경이 손상을 받는다는 '기계적 손상이론'과 시신경의 혈액순환에 장애가 생겨 시신경이 손상을 받는다는 '허혈성 손상이론'이 있다.

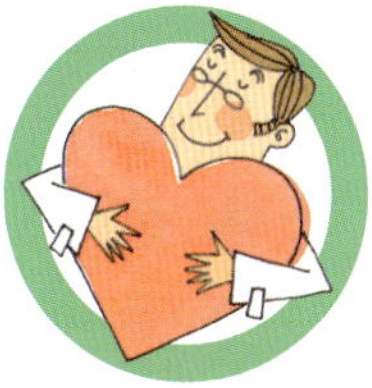

녹내장이 생기는 원인

시신경손상이 일어나는 원인은 크게 두 가지 관점에서 설명할 수 있는데, 하나는 눈의 압력이 높아져서 이로 인해 시신경이 손상을 받는다는 '기계적 손상이론'이다. 그리고 다른 관점은 시신경의 혈액순환에 장애가 생겨서 시신경이 손상을 받는다는 '허혈성 손상이론'이다. 이 중 기계적 손상이론의 경우 눈 속의 압력 상승이 중요한 원인으로 생각되는데, 여러 임상연구를 통해 상승된 안압이 녹내장 발생 및 진행의 가장 중요한 위험인자로 알려져 있다.

여기서 '안압'이란 눈의 압력, 즉 안구의 압력을 말한다. 안구 내부에서 적절한 압력이 유지되어야 눈의 형태가 유지될 수 있는데, 안압이 너무 낮으면 안구가 작아지는 안구 위축이 초래

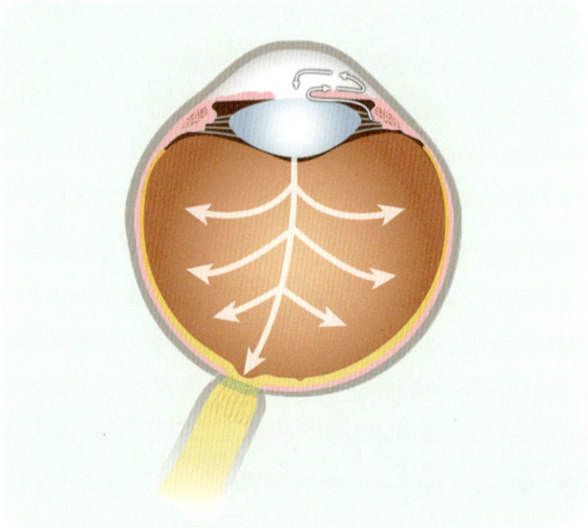

그림 3. 방수의 유출이 제대로 이루어지지 않으면 눈 속에 방수가 쌓이고 그 압력이 시신경유두 부위에 전달되어 시신경이 손상된다.

되고, 안압이 너무 올라가면 시신경에 압력을 가해 시신경손상이 일어난다.

일반적으로 안압의 정상범위는 10~21mmHg인데, 안압이 높은 상태가 지속되면 상승된 압력에 의해 시신경이 눌려서 죽게 되며, 시신경손상이 진행될수록 시야가 점점 좁아지는 녹내장이 초래된다.

안압은 방수의 생성과 배출에 의해 결정된다. 여기서 방수란 눈 속을 채우고 있는 액체를 말하는데, 눈의 형태를 유지하고 안구 내부에 영양분을 공급하는 역할을 담당하고 있다. 방수는 눈 속의 섬모체라는 조직에서 만들어진 후, 각막과 홍채가 만나는 부위의 섬유주라는 배출 통로로 빠져나간다. 이러한 방수의 적절한 생성과 배출이 유지되어야 안압이 정상적으로 유지되며, 만약 배출 통로에 문제가 생겨 방수가 적절히 빠져나가지 못하면 안압이 상승하고 압력이 시신경유두 부위를 압박하여 시신경손상이 일어난다(그림 3).

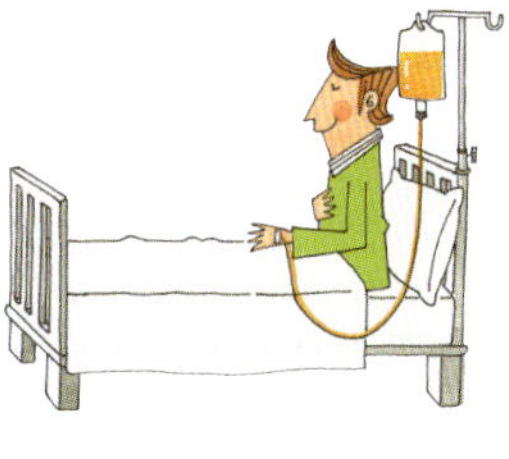

03

안압이 높으면 녹내장이고, 안압이 정상이면 괜찮은 것인가?

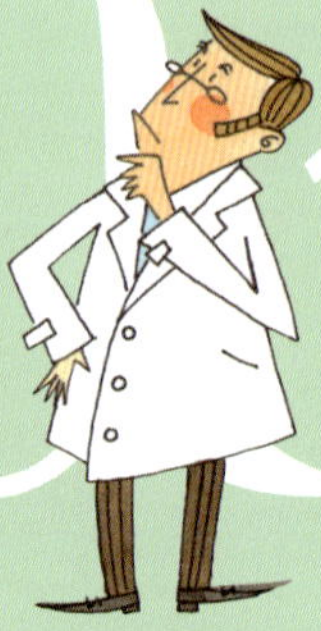

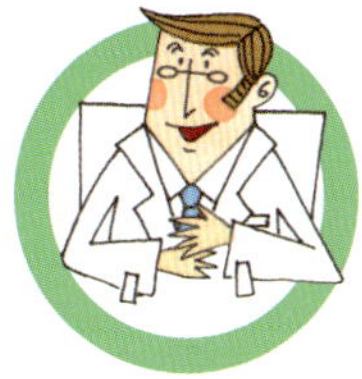

안압과 녹내장

안압이 높으면 녹내장이라고 할 수 있을까? 안압이 높다고 항상 녹내장이 되는 것은 아니다. 실제로 안압이 높지만 건강한 시신경과 정상 시야를 유지하고 있는 경우가 있는데, 이런 경우를 녹내장과 구별하여 '고안압증'이라고 한다. 고안압증의 경우 인구의 입력은 높지만 개인적인 특성상 시신경이 이러한 높은 압력을 잘 버티고 있는 상태라 할 수 있다. 모든 고안압증 환자에서 안압을 낮추는 치료가 필요하지는 않지만, 상승된 안압이 향후 시신경을 손상시킬 위험도가 높다고 판단될 경우 안압을 낮추는 치료가 필요하다.

그렇다면 안압이 정상이면 괜찮은 것일까? 앞서 설명하였듯이, 안압의 정상범위는 10~21mmHg로 알려져 있는데, 안압이 정상인 사람에서 녹내장이 발생하는 경우도 흔하며, 이러한 녹내장을 '정상안압녹내장'이라고 부른다. 일반적으로 서양에서는 안압이 높은 녹내장이 많은 반면, 한국인과 일본인 등 동북아시아 지역에서는 정상안압녹내장의 발생빈도가 훨씬 높은 것으로 알려져 있다.

그러면 안압이 정상인데 왜 녹내장이 발생하는 것일까? 이에 대해서는 앞에서 설명한 두 가지 관점에서 생각해 볼 수 있다. 첫째는 기계적 손상이론으로 설명할 수 있는데, 안압이 정상범위에 있지만 시신경이 취약한 구조를 갖고 있어 정상 안압에도 쉽게 손상이 일어나는 경우이다. 이는 앞서 설명한 고안압증에서 관찰되는 시신경(즉 높은 안압에도 잘 버텨내는 시신경)과는 반대의 경우라 할 수 있다. 또한 안압이 정상범위에 있더라도 안압의 변동 폭이 정상인보다 큰 경우가 있으며, 이 경우 안압의 심한 변동이 시신경손상의 원인이 될 수 있다.

다른 관점은 혈액순환의 장애가 시신경손상을 초래할 수 있다는 것인데(허혈성 손상이론), 실제로 정상안압녹내장 환자에서 혈액순환 장애와 관련된 증상을 호소하는 경우가 흔하다는 것이 이 이론을 뒷받침해 주고 있다. 정상안압녹내장 환자의 경우 손발이 차거나 편두통을 동반하는 경우가 많은 편이며, 혈압이 불안정하거나 당뇨병이 있는 사람에서 녹내장 발생빈도가 높다는 점 등은 혈액순환 장애가 시신경손상을 초래한다는 이론의 근거가 된다.

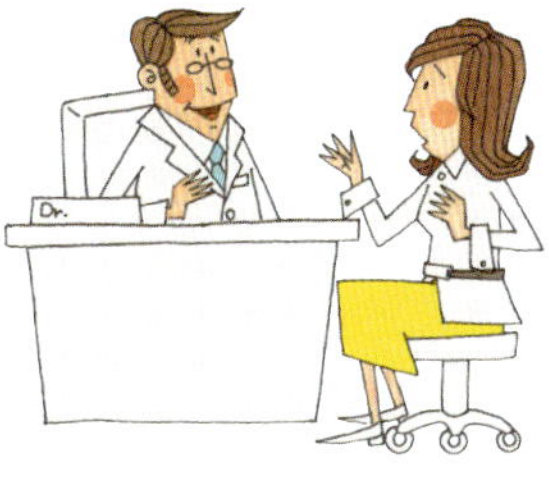

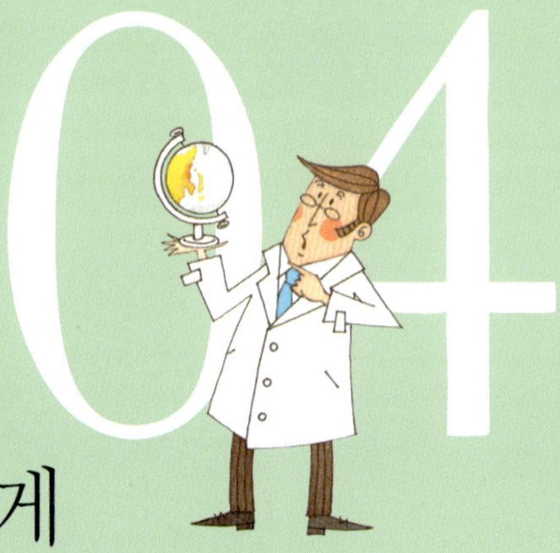

어떤 사람에게 녹내장이 잘 생기나?

녹내장은 높은 안압, 높은 연령, 근시, 전신 질환, 녹내장 가족력이 있는 사람에서 발생빈도가 높은 것으로 보고되어 있다. 또한 최근 시력교정술을 받는 사람이 늘면서 이 중에서 녹내장이 조기에 발견되는 경우도 많아졌다.

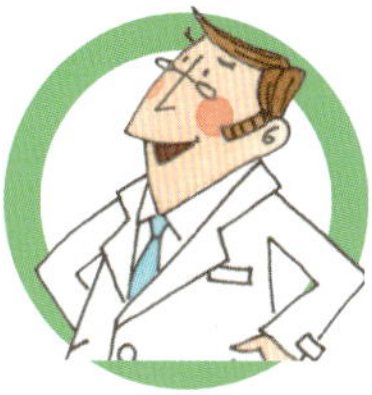

녹내장 발생빈도가 높은 군

녹내장은 모든 사람에서 같은 빈도로 발생하지는 않으며, 위험인자를 가진 사람에서 잘 생기는 것으로 알려져 있다. 높은 안압, 높은 연령, 근시, 전신 질환, 녹내장 가족력이 있는 사람에서 발생빈도가 높은 것으로 보고되어 있다.

높은 연령

연령이 증가할수록 녹내장 발생빈도가 높아지는데, 실제로 50세 이하의 연령층에서 녹내장 발병률은 0.5~1% 정도이지만, 80세 이상에서는 10% 정도로 보고되고 있다. 현대의학의 발전에 힘입어 고령인구가 증가하면서 녹내장 유병률 또한 점차 증가하고 있는 추세이다.

근시

근시 또한 녹내장 발생에 관여한다. 근시는 안구의 앞뒤 길이가 길어져 눈으로 받아들인 빛이 망막보다 앞쪽에 초점을 맺는 상태를 말한다. 근시의 정도가 심할수록 녹내장 발생 위험도 증가한다. 고도근시의 경우 안구가 앞뒤로 길어지면서 시신경이 스트레스를 받고, 또한 작은 안압 변화에도 시신경이 쉽게 손상을 받는 것으로 알려져 있다.

최근 젊은 연령층에서 녹내장 발생이 증가하고 있는데, 젊은층에서 고도근시가 증가하고 있는 것도 하나의 이유로 볼 수 있다.

전신 질환

당뇨나 고혈압, 심혈관 질환 등 전신 질환을 갖고 있는 환자에서도 녹내장 발생빈도가 올라가는데, 이는 시신경의 혈액순환 장애로 설명될 수 있다.

이 밖에도 각막의 두께가 얇은 사람, 부모·형제 중에 녹내장 환자가 있는 사람, 안구 내 염증이 있거나 안구 외상을 입은 경우, 스테로이드 제제를 사용하고 있는 사람에서 녹내장 발생 위험도가 높은 것으로 보고되어 있다.

Hospital Memo

우리나라에서 녹내장 환자가 증가하는 이유

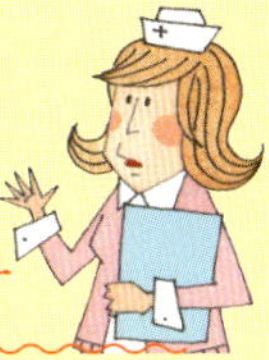

한국녹내장학회에서 조사한 결과에 의하면, 우리나라 40세 이상 인구의 녹내장 유병률은 3.5%로 보고되었다. 국민건강보험공단 자료를 살펴보면, 매년 녹내장으로 병원을 찾아 진료받는 환자의 수는 2012년 58만 명에서 2018년 91만 명으로 6년 동안 약 60% 증가한 수치를 보여 녹내장 환자수가 증가 추세인 것을 알 수 있다.

이는 우리나라 인구의 고령화와 깊은 관련이 있는 것으로 보인다. 연령이 증가할수록 녹내장의 발생빈도가 높아지는데, 70대의 녹내장 유병률은 40대보다 3~8배 정도 높은 것으로 알려져 있다. 고령화가 급속도로 진행되고 있는 현 상황을 고려할 때, 우리나라에서 녹내장 환자의 수는 계속 증가할 것으로 추산된다.

최근 건강검진 항목에 안저촬영 추가가 일반화되면서 녹내장의 조기발견에 도움을 주고 있다. 과거에는 건강검진 시 단순히 시력과 안압만을 측정하는 경우가 많았으나, 최근에는 시신경과 망막을 관찰하기 위한 안저촬영이 건강검진에 많이 도입되고 있다. 특히 한국인의 경우 안압이 정상인 정상안압녹내장의 빈도가 매우 높기 때문에, 기존의 시력과 안압검사만으로는 발견되지 못했던 녹내장 환자들이 안저촬영 등의 검사를 통해 조기에 발견되고 있다.

이 밖에 최근 시력교정술을 받는 사람들이 늘면서 이 중에서 녹내장이 조기에 발견되는 경우도 많아졌다. 특히 근시가 녹내장 발생의 중요한 위험인자이므로 젊은 연령대의 근시 환자들이 시력교정술을 받기 위해 정밀 안과검진을 받는 기회가 많아지면서 젊은층 녹내장 환자 조기발견이 증가하고 있다.

05

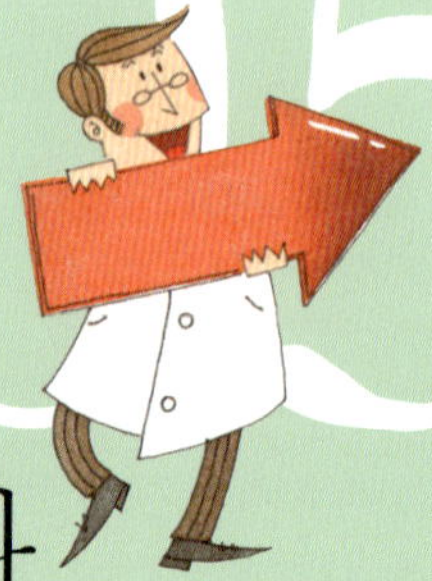

녹내장은 유전과 관계가 있을까?

현재까지 많은 연구를 통해 녹내장과 관련된 유전자가 발견되고 있으나, 특정 유전자가 녹내장 발생을 모두 설명하지는 못한다. 녹내장의 발생과 관련된 유전인자에 대한 연구는 계속 진행 중이다.

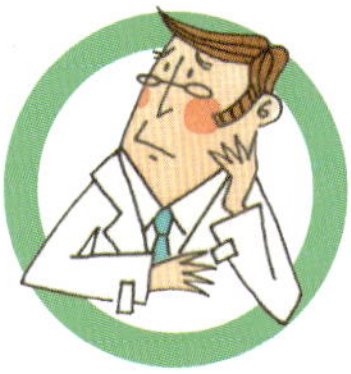

녹내장과 유전

현재까지 많은 연구를 통해 녹내장과 관련된 유전자가 발견되었다. 그러나 특정 유전자가 녹내장 발생을 모두 설명하지는 못한다. 즉 녹내장 발생을 유전자 이상만으로 설명할 수 없다. 그러나 유전적 요인이 녹내장의 발생에 어느 정도 관여할지 조사한 연구를 통해 녹내장이 어느 정도 유전될지 예측해 볼 수 있다.

녹내장 환자의 형제 및 자녀에서 녹내장 발생 정도를 조사한 한 연구를 살펴보면, 가족 중 녹내장이 있는 사람이 그렇지 않은 사람에 비해 녹내장 발생 확률이 9.2배 높았고, 유전적 요인이 녹내장 발생에 관여하는 비율은 16.4% 정도로 추정되었다. 녹내장이 있는 쌍둥이를 대상으로 한 다른 연구를 통해서도 녹내장의 유전율이 약 13%로 추정되었다.

현재까지는 한 개인에 어느 정도의 유전적 요인과 환경적 요인이 작용하는지 수치화하여 제시하기에는 한계가 있으나, 기존 연구를 통해서 유전으로 녹내장을 설명할 수 있는 비율은 약 10~20%로 예상해 볼 수 있다.

그러나 녹내장은 유전자에 의해 일정한 규칙을 가지고 유전되는 병이 아니다. 또한 유전자에 의해 유전되고 발병하는 병을 유전병이라고 할 때, 녹내장의 발생을 유전자의 이상만으로 설명할 수는 없으므로, 일반적으로 녹내장을 유전병으로 간주하지는 않는다. 다만, 녹내장의 발생에 유전적인 요인이 일부 관여할 수 있다. 녹내장은 유전적인 요인과 환경적인 요인이 모두 관여하는 복합 질환으로 볼 수 있다.

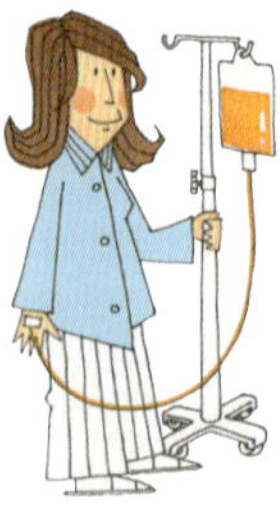

Hospital Memo

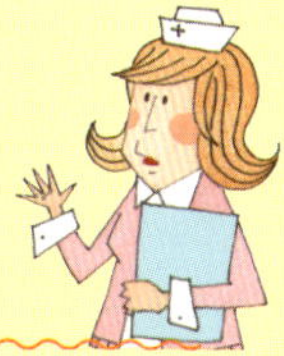

건강검진 후 녹내장 진단사례

65세 박모 씨는 건강검진에 포함되어 있는 안압검사 및 안저촬영검사를 시행받았다. 박모 씨는 건강검진을 받기 전에 평소 눈과 관련하여 불편함을 느끼지 못했고, 안과에서 진료를 받은 적이 없었으며, 가족

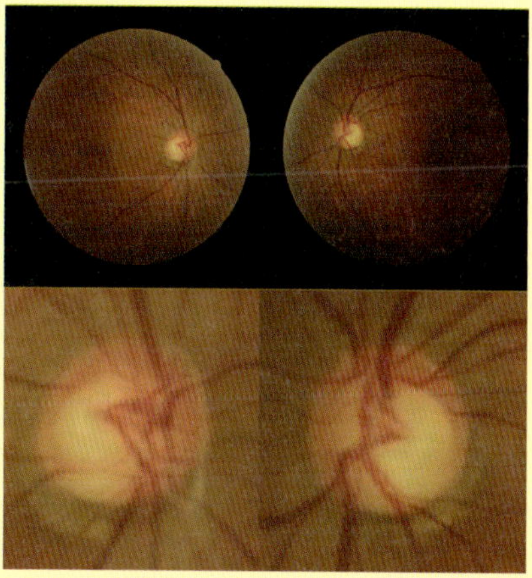

그림 4. 건강검진에서 시행한 안저촬영검사 사진(위)과 시신경유두 부위를 확대한 사진(아래). 안저촬영 사진에서 오른쪽 눈 시신경유두의 8시 방향과 왼쪽 눈 시신경유두의 4시 방향의 망막신경섬유층이 얇아져 주위보다 어둡게 보이는 이상 소견이 관찰된다. 또한 양쪽 눈 시신경유두에서 아래쪽 방향의 신경테가 줄어들어 있고, 함몰 부위가 아래쪽으로 깊고 넓게 진행되어 있다.

중에 녹내장 환자도 없었다. 건강검진에서 시행한 안압검사에서 오른쪽 눈 안압은 12mmHg, 왼쪽 눈 안압은 15mmHg로 정상범위에 속했다. 동시에 시행한 안저촬영검사에서 시신경유두를 관찰한 결과 양쪽 눈의 시신경에서 녹내장이 의심되어 안과 진료를 권유받았다. 환자는 녹내장 클리닉에서 기본적인 안과검진과 동시에 녹내장 정밀검사인 시야검사와 망막신경섬유층촬영검사 및 빛간섭단층촬영검사를 받았다. 그 결과 양쪽 눈에서 녹내장이 발견되었고 안압이 정상범위에 있어 양쪽 눈의 정상안압녹내장으로 진단되었다.

환자는 양쪽 눈에 안압하강제 점안 치료를 시작하였으며, 현재 지속적으로 경과 관찰 중이다. 이 환자는 평소 눈과 관련된 주관적인 자각 증상을 전혀 느끼지 못하였으나, 건강검진을 통하여 양쪽 눈의 녹내장이 진단된 경우이다.

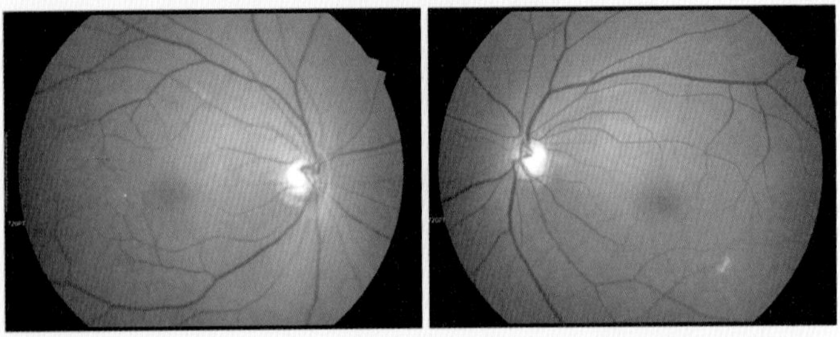

오른쪽 눈 　　　　　 왼쪽 눈

그림 5. 망막신경섬유층촬영검사 사진. 양쪽 눈에서 아래쪽 시신경유두로 들어가는 신경섬유의 손상으로 인해 해당 부위(오른쪽 눈에서 시신경유두의 7~8시 방향, 왼쪽 눈에서 시신경유두의 4~6시 방향) **신경섬유층이 얇아져 어둡게 보인다.**

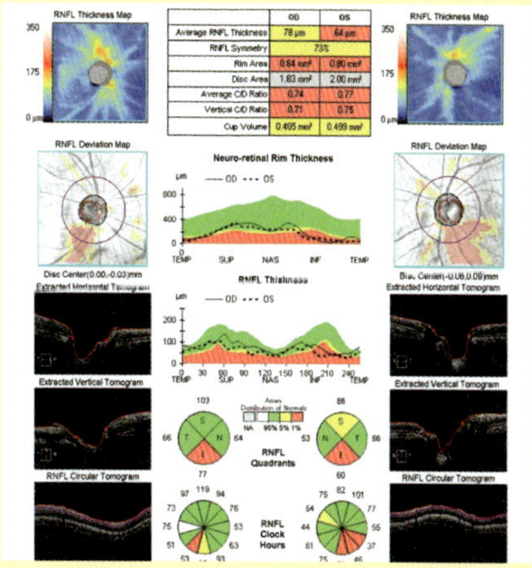

오른쪽 눈 왼쪽 눈

그림 6. 빛간섭단층촬영검사 결과. 양쪽 눈에서 아래쪽 시신경유두로 들어가는 신경섬유의 손상으로 인해 신경섬유층 두께가 정상에 비해 줄어들어 있다.

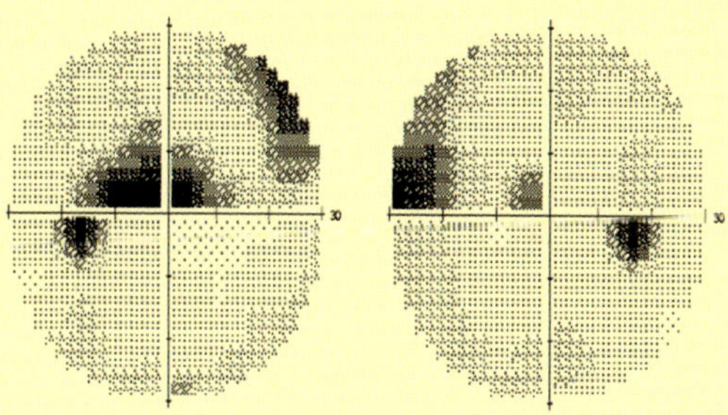

왼쪽 시야 오른쪽 시야

그림 7. 시야검사 결과. 오른쪽 시야에서 위쪽에 국한된 중심부와 코쪽 시야장애가 나타나고, 왼쪽 시야에서도 위쪽 시야에 국한된 조금 더 넓은 부위의 중심시야 장애와 코쪽 시야장애가 나타난다. 이러한 시야장애의 모양은 양쪽 눈의 아래쪽 시신경섬유손상과 부합한다. 중심시야 장애가 위 혹은 아래 한쪽에 국한되는 것이 녹내장이 황반변성 등의 망막질환과 구별되는 특징이다.

06

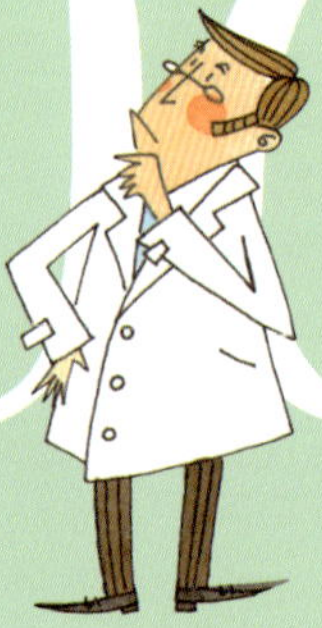

녹내장의 증상

대부분의 녹내장은 안압이 정상범위에 있거나 서서히 오르게 되는 만성 녹내장으로 온다. 따라서 초기에는 주관적으로 느끼는 증상이 동반되지 않으며, 어느 정도 진행될 때까지 대부분의 사람들은 문제를 인지하지 못한다. 이러한 녹내장의 특성을 생각할 때 녹내장에 대한 정밀검진은 필수적이다.

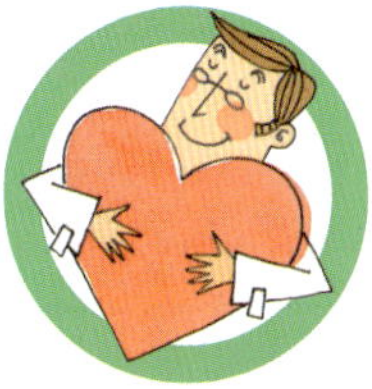

녹내장의 일반적인 증상

대부분의 녹내장은 급성보다는 만성으로 오는데, 안압이 정상범위에 있거나 서서히 오르게 되는 만성 녹내장은 초기에는 주관적으로 느끼는 증상이 동반되지 않는다. 시야의 감소가 녹내장을 의심할 수 있는 특징적인 증상이지만, 이는 녹내장이 어느 정도 진행할 경우 발생하는 증상이기 때문에 시야의 감소가 어느 정도 진행될 때까지 대부분의 사람은 문제를 인지하지 못한다.

또한 녹내장에서 시야의 손상은 주변부부터 발생하는 한편, 독서를 하거나 물체를 주시할 때 사용하는 중심 시력은 녹내장이 많이 진행하기 전까지는 계속 보존되는 것도 환자가 자신의 문제를 자각하는 데 어려움을 준다(그림 8). 이러한 개방각

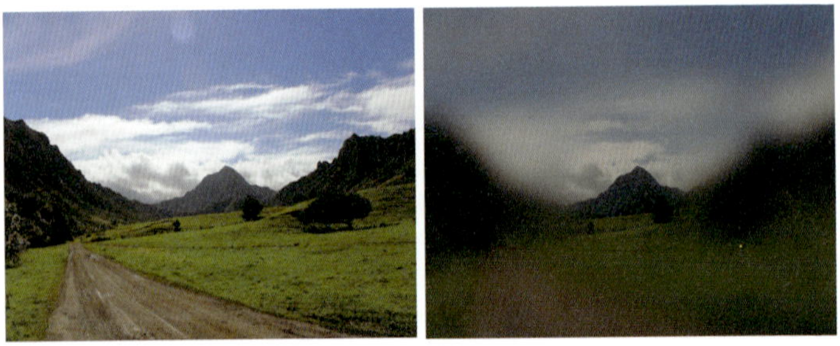

그림 8. 정상인의 시야(왼쪽)와 말기 녹내장 환자의 시야(오른쪽). 시야의 결손은 주변부부터 시작되며, 녹내장이 진행될수록 뚜렷이 보이는 시야가 좁아져 중심 시야만 보존된다. 이러한 시야장애가 서서히 올 경우 환자는 여기에 적응하여 이상을 모르고 지낼 수 있으며, 특히 반대편 눈의 시야가 정상일 경우는 모르고 지낼 확률이 더 높아진다.

녹내장은 초기에는 대개 수개월에서 수년에 걸쳐 서서히 진행하지만, 그 이후로는 진행 속도가 점점 빨라지게 된다.

녹내장이 진행하는 과정에서 환자들은 시야가 좁아진다는 막연한 느낌보다는, 바라보던 물체를 갑자기 놓치거나 없던 물체가 갑자기 나타나는 증상을 더 자주 경험할 수 있다. 계단을 내려가거나 운전하는 도중에도 이러한 증상이 발생할 수 있기 때문에 매우 위험할 수 있다. 따라서 이러한 증상이 발생할 때는 안과에서 녹내장에 대한 정밀검사를 받아볼 필요가 있다.

녹내장은 주로 양쪽 눈에 발생하기는 하지만, 양안에 동일한 정도로 나타나는 것이 아니므로 녹내장이 덜 진행된 눈에서 반대편 눈의 시야감소를 상쇄할 수 있다. 일부 녹내장 환자에서는 자신의 시야감소를 단지 노화 때문이라고 여겨 수년간 안과 검진을 소홀히 하여 녹내장이 많이 진행된 상태에서 발견되는 경우도 있다.

이렇듯 적절한 시기에 치료받지 못한 녹내장은 전 세계적으로 시력상실의 가장 흔한 원인 중 하나이다. 초기증상이 뚜렷하지 않고 진행이 서서히 이루어지는 녹내장의 특성을 고려할 때 녹내장에 대한 정밀검진은 필수적이다.

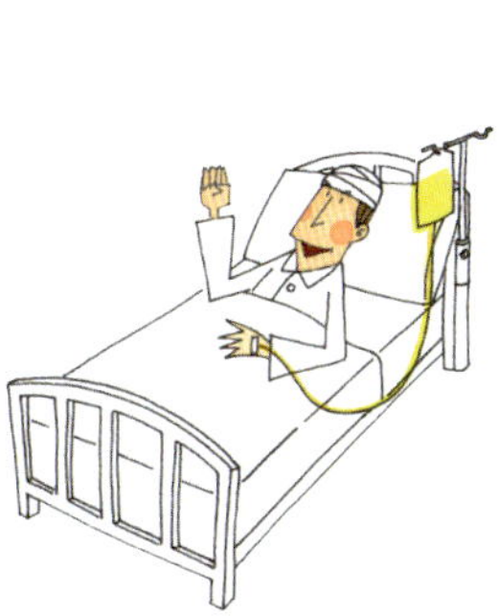

07

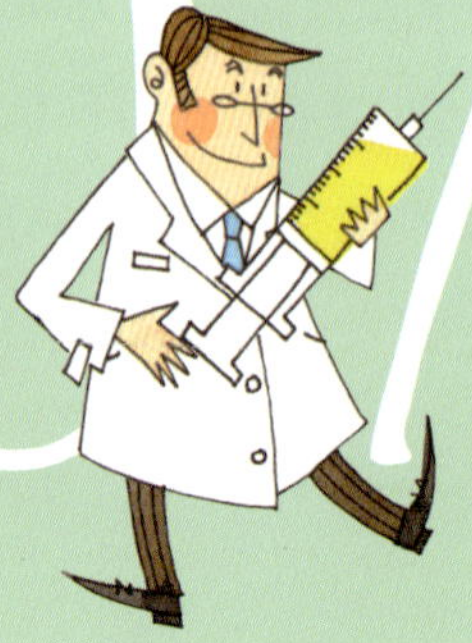

급성으로 오는 녹내장의 증상

급성 녹내장은 안압이 급격하게 상승함으로써 발생하며, 전체 녹내장의 약 10%를 차지할 정도로 드물게 나타난다. 급성 녹내장에서 회복되어도 시야의 장애가 남을 수 있는데, 회복이 늦어질수록 시야장애가 심해질 수 있으므로 반드시 치료를 받아야 한다.

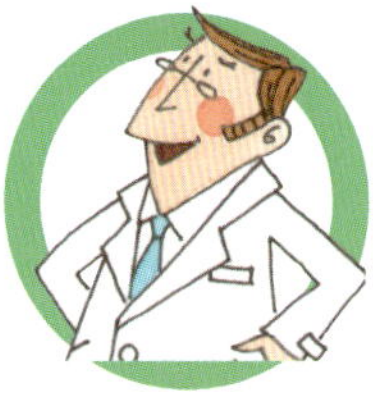

급성 녹내장의 증상

녹내장의 증상은 안압이 상승하는 속도에 따라 급성과 만성으로 나눌 수 있다. 전체 녹내장의 약 10%로 드물게 발생하는 급성 녹내장은 안압이 급격하게 상승하여 유발되는 특징적인 증상을 보인다. 만성 녹내장은 안압이 서서히 상승하므로 안압의 상승에 대해 적응을 하기 때문에 특징적인 증상 없이 모르고 지내는 경우가 대부분이다.

갑자기 눈의 압력이 높아지면 눈이 빨갛게 충혈되고 침침하며 눈이 빠질 듯한 통증이 생기게 된다. 통증은 눈에 국한되기도 하지만, 눈 주위의 신경분포를 따라 뻗치거나 두통이 함께 나타나기도 한다. 일부 환자는 편두통으로 여겨 치료가 늦어지는 경우도 있으므로 주의해야 한다.

또한 눈의 검은자위 표면인 각막에 물이 차면서 붓게 되어 물체가 뿌옇게 보이고, 불빛을 보면 흐린 날 달무리를 보는 것처럼 빛의 주위에 둥근 띠가 보일 수 있다. 이외에도 눈의 압력이 높아지면 메스꺼움, 구토, 발한 등의 증상이 동반될 수 있다. 소화기 계통의 증상으로 오인하여 내과나 응급실 내과를 잘못 찾아가는 경우도 있다. 안압이 오르면서 동공이 커지고 손전등을 비추어도 동공이 줄어들지 않는다(그림 9). 두통과 동공확대로

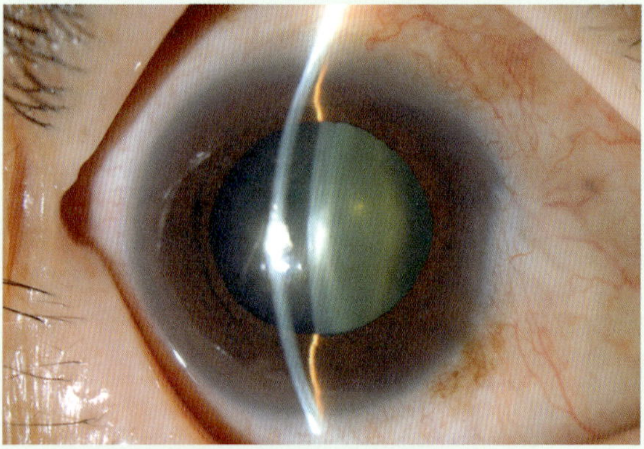

그림 9. 급성 폐쇄각녹내장 증상으로 응급실을 내원한 65세 여자 환자의 눈. 1년 전부터 저녁때 TV를 오래 보면 우안 통증 및 우측 두통이 자주 발생하였으나, 자고 일어나면 호전되어 그냥 지냈다. 응급실 내원 전날부터 우안 통증과 뿌옇게 보이는 증상이 발생하였고, 아침부터는 메스꺼운 증상이 발생하여 응급실을 방문하였다. 시력은 0.1, 안압은 51mmHg로 측정되었고, 동공이 커져 있고 불빛에 반응을 하지 않았다. 검은자위 주위 결막의 충혈이 관찰되었다.

인하여 신경과를 찾아가는 경우도 있다.

이러한 증상은 짧으면 2시간 정도 있다가 저절로 사라지기도 하지만, 대개의 경우 계속해서 나타난다. 급성 녹내장 발작이 발생하기 전에는 보통 증상이 없으나, 미약한 안구통증과 눈이 뿌옇게 보이는 증상이 여러 번 반복해서 나타나는 경우도 있다. 누워서 쉴 경우 이러한 증상이 사라지는 것을 경험한 환자도 있다.

급성 녹내장에서 회복되면 눈의 통증이나 구토 증상은 사라지지만 시야장애가 남을 수 있으며, 회복이 늦어질수록 시야장애가 심해질 수 있다.

급성 녹내장은 어두운 곳이나 고개를 숙인 자세에서 잘 발생할 수 있으므로, 어두운 방에서 장시간 책을 보거나 밤길을 오래 걷다가 증상이 시작되었다고 하는 환자들도 있다. 이와 비슷한 상황에서 한쪽 눈에 심한 시력저하와 통증이 발생하고 두통 및 구토가 동반된다면, 급성 녹내장을 의심하고 신속하게 안과를 방문해야 한다.

08

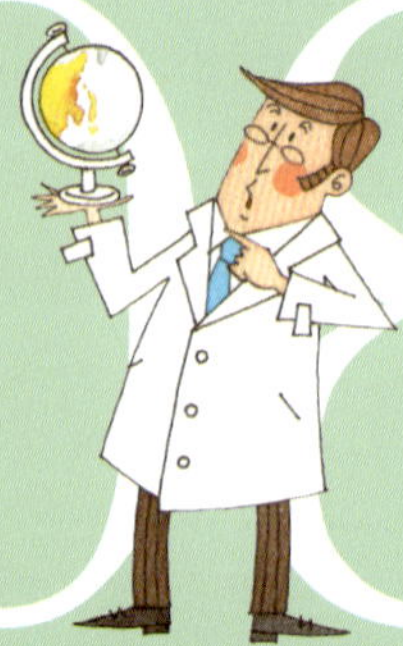

이차녹내장은 무엇인가?

이차녹내장은 약물에 의한 녹내장, 포도막염에 의한 녹내장, 백내장에 의한 녹내장 등이 있는데, 각각의 원인에 따라 다른 증상을 보인다.

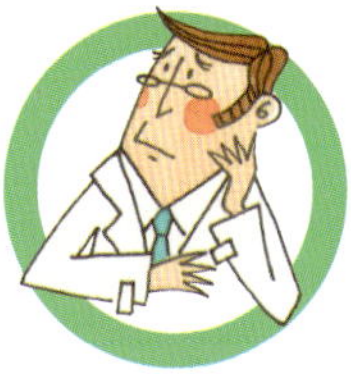

이차녹내장

이차녹내장은 약물, 특히 스테로이드에 의한 녹내장, 포도막염에 의한 녹내장, 백내장에 의한 녹내장 등이 있는데, 각각의 원인에 따라 다른 증상을 보일 수 있다.

약물로 인한 녹내장은 스테로이드로 인해 흔히 발생한다. 스테로이드는 염증을 조절해 주는 좋은 면도 있지만, 스테로이드에 과민성을 보이는 경우 심각한 부작용이 발생할 수 있다. 눈에서 방수가 배출되는 중요한 통로인 섬유주에 변화가 일어나 안압이 상승하고, 이로 인해 녹내장이 발병할 수 있다. 안압이 어느 정도 상승하더라도 증상이 나타나지 않은 채 서서히 시신경이 손상되는 만성 원발개방각녹내장 형태를 대부분 나타내지만, 강한 스테로이드로 집중적인 점안 또는 전신 치료를 받은 경우에는 드물게 안구의 통증, 시력감소 등 급성 녹내장의 양상을 보이기도 한다.

포도막염에 의한 녹내장

포도막염이란 홍채, 모양체, 또는 맥락막에 염증이 발생한 경우를 말하는데, 이때는 포도막염 자체로 인한 눈의 충혈과 통증이 발생할 수 있다(그림 10, 11).

포도막염에 의한 녹내장은 염증으로 인하여 방수의 배출이 억제되어 안압이 상승할 경우 진단하는데, 이 경우 눈부심, 달무리 등의 증상부터 염증의 정도에 따라 시력감소, 안구통증 등의 증상이 다양하게 나타날 수 있다.

백내장에 의한 녹내장

이 녹내장은 심하게 진행된 백내장의 수정체 단백질 성분이 앞방의 방수 배출을 방해하여 안압이 상승되어 발생하거나, 수정체가 앞쪽으로 이동하면서 홍채를 앞으로 밀어 방수의 출구를 폐쇄하여 발생할 수 있다.

백내장이 진행된 쪽 눈의 통증, 충혈, 심한 시력저하 등 급성 녹내장의 증상을 동반할 수 있다.

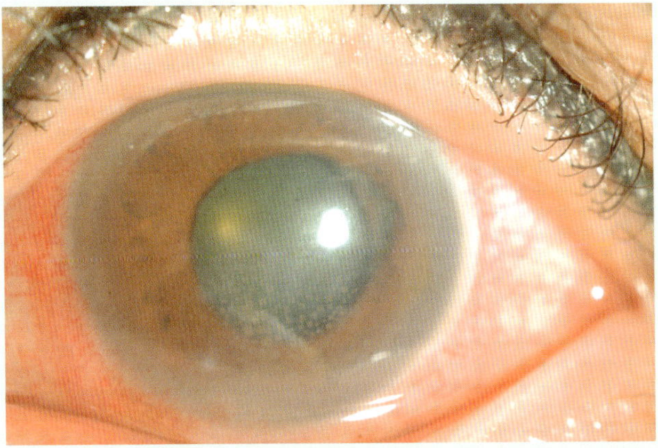

그림 10. 포도막염에 동반된 결막 충혈. 결막염이나 공막염의 결막 충혈과 달리 포도막염의 경우는 특징적으로 검은자위 주변에 집중된 충혈을 관찰할 수 있다.

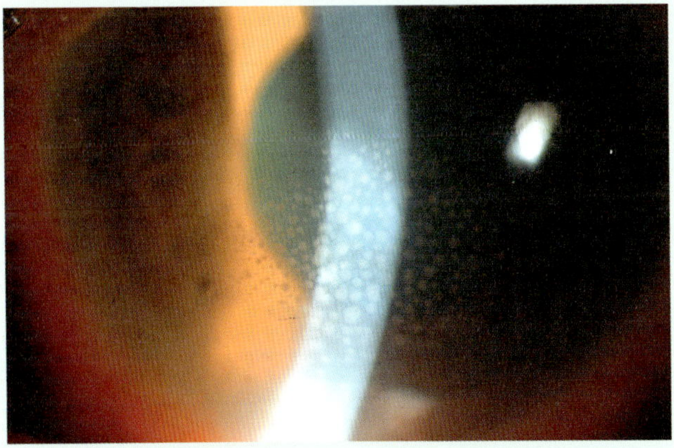

그림 11. 그림 10과 같은 환자의 사진으로, 포도막염에서 특징적으로 나타나는 각막 후면 침착물이 관찰되기도 한다.

09

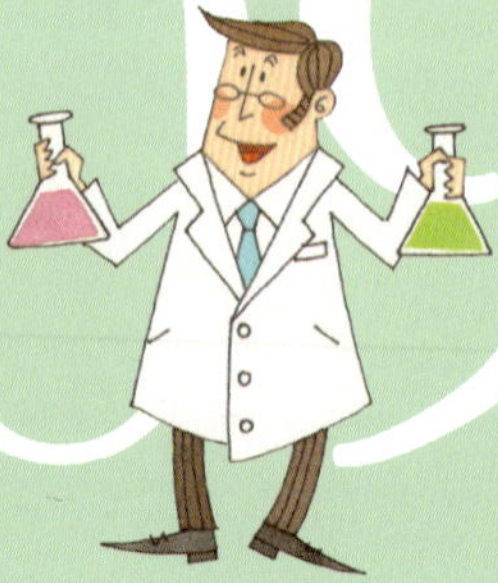

선천녹내장, 유·소아녹내장은 어떻게 의심할 수 있나?

녹내장은 보통 40~50대 이후에 발생한다고 생각하지만, 영아 또는 어린이에게서도 선천녹내장, 유·소아녹내장이 발생할 수 있다.

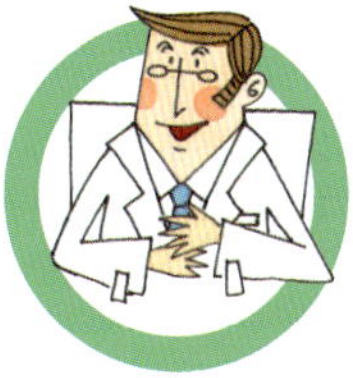

영아 또는 어린이에게서 발생하는 녹내장

녹내장은 보통 40~50대 이후 고연령층에서 발생한다고 생각하지만, 영아 또는 어린이에게서도 발생할 수 있는데, 선천녹내장과 유·소아녹내장이 바로 그것이다.

선천녹내장

선천녹내장은 출생 후 3년 이내에 발생하며, 태아 시기에 방수가 배출되는 구조가 제대로 만들어지지 않아 발생한다.

선천녹내장의 경우 아이가 눈물을 많이 흘리고 햇빛에 나가면 눈부셔 하며 심하게 눈을 찡그리는 증상이 초기에 나타난다. 이러한 증상이 수주 이상 지속된 후에는 안압상승에 의해 각막부종이 생기면서 검은자위가 뿌옇게 혼탁해진다.

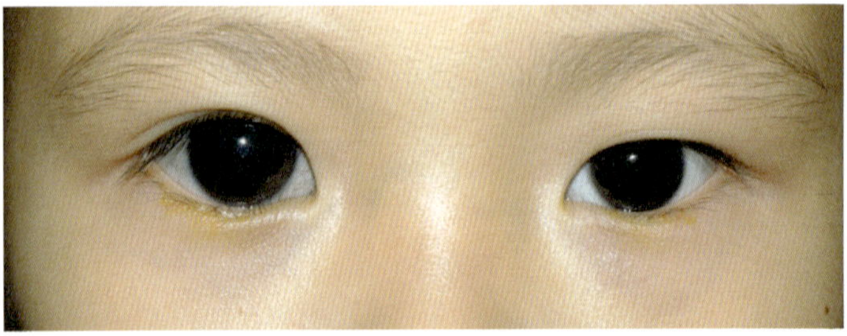

그림 12. 선천녹내장 환아에서 안압이 올라가면서 안구가 확장되고 각막도 커진다. (환아의 오른쪽 눈)

영아의 각막과 공막은 탄력이 좋으므로 지속적인 안압상승은 안구 전체의 확장을 가져오며 각막도 커지게 된다(그림 12). 때로는 백내장, 수정체 이탈 등이 합병되고 홍채 떨림도 나타난다.

선천녹내장은 대부분 양쪽 눈에 발생하며, 남자아이에게 더 잘 발생한다. 환자의 25~40%에서는 출생 전에 이미 안압이 높아 태어날 때부터 증상을 나타내며, 약 50%에서는 생후 1년 이내에 안압이 올라 증상을 나타낸다. 즉 선천녹내장의 90%는 생후 1년 이내 발병한다고 할 수 있다. 태생기에 발병한 환자일수록 예후가 좋지 않다.

선천녹내장이 진행하면 각막혼탁이 영구적으로 남으며 시신경손상이 발생하여 유아기에 실명으로 이어질 수 있기 때문에 조기에 치료하는 것이 무엇보다 중요하다. 수술적 치료가 이

후의 시력손실을 막는 데 필수적이다.

선천녹내장에서 안압이 잘 조절되는 경우에도 각막혼탁이나 난시, 부등시 등으로 약시가 올 수 있으므로 굴절검사를 시행하여 안경 도수를 적절히 바꾸어 주고, 녹내장 수술치료 이후에도 약시에 대해 검사 및 치료가 지속적으로 이루어져야 한다.

영아의 경우 의사표현이 힘들어 발견이 지연되는 경우가 많으므로 부모의 주의 깊은 관찰이 필요하다. 출생 후 수년 사이 아기가 특별한 이유 없이 눈물을 많이 흘리고 눈꺼풀을 자주 깜박이는 증상 등을 보이는 경우, 어린 나이라 하더라도 안과검사를 받아보는 것이 좋다.

유·소아녹내장

20세 이전에 발병하는 형대를 유·소아녹내장이라고 하며, 발달녹내장이라고도 한다. 개방각녹내장의 일종으로 보통 사춘기 이후 청소년에서 발생한다. 성인의 만성 녹내장처럼 증상이 거의 없고, 성인 녹내장에 비해 드물어 발견이 쉽지 않다.

유전적인 요인이 관여하는 경우가 상대적으로 많으며, 눈 수술, 눈 염증, 혈관종 등에 이차적으로 연관되어 발생하기도 한다.

10

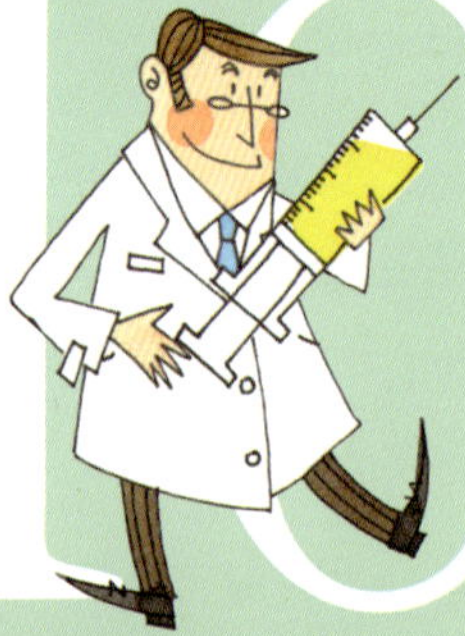

녹내장을 스크리닝하기 위한 일반적인 검사

녹내장의 조기발견을 위한 가장 기초적인 검사는 안압검사와 시신경유두 검사이다. 이 두 검사 모두 대부분의 개인병원 안과나 종합병원의 안과 또는 장비가 갖추어진 건강검진센터에서 받을 수 있다.

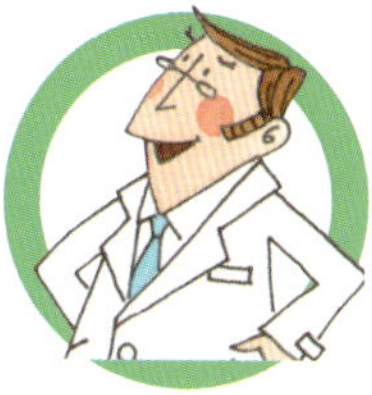

녹내장 검사

녹내장은 조기발견이 매우 중요한데, 그 이유는 첫째, 녹내장은 시신경이 손상되는 질환이어서 한 번 손상된 시신경은 회복이 불가능하고, 둘째, 급성 녹내장을 제외한 대부분의 녹내장은 초기에 본인이 느끼는 증상이 없기 때문이다.

녹내장의 조기발견은 환자와 의사가 조금만 관심을 가지고 있으면 비교적 쉽게 할 수 있다. 녹내장을 조기 스크리닝하기 위한 가장 기초적인 두 가지 검사는 안압검사와 시신경유두 검사이다. 이 두 가지 검사 모두 대부분의 개인병원 안과나 종합병원의 안과 또는 장비가 갖추어진 건강검진센터에서 받을 수 있다.

안압검사

안압이란 눈 속의 압력을 의미하며, 혈관 속의 압력을 혈압이라고 하는 것과 마찬가지로 이해하면 된다. 눈 안에는 방수라고 하는 물이 순환을 하고 있는데, 이 방수가 만들어지는 장소와 하수구처럼 빠져나가는 장소가 있다. 어떤 이유로 하수구로 방수가 잘 배출되지 못하면 안압이 오르고, 이 압력에 의해 시신경이 눌려서 손상을 받게 된다.

안압의 정상범위는 10~21mmHg이다. 안압을 측정하는 방법에는 눈에 직접 대고 측정하는 골드만 안압계(그림 13)가 가

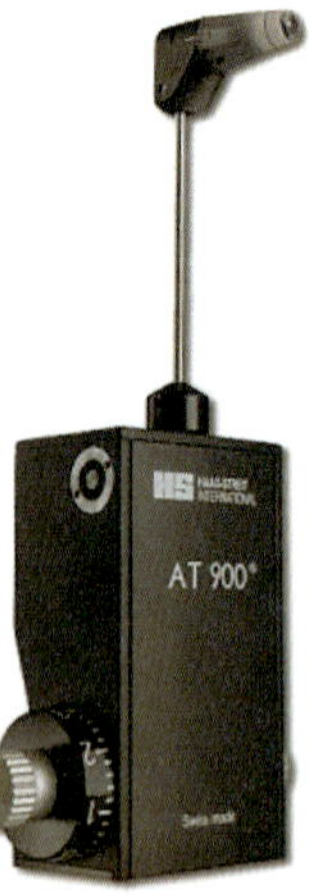

그림 13. 골드만 안압계

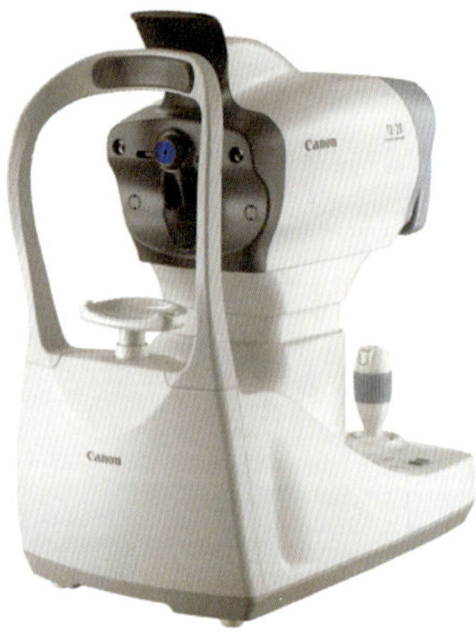

그림 14. 비접촉 안압계

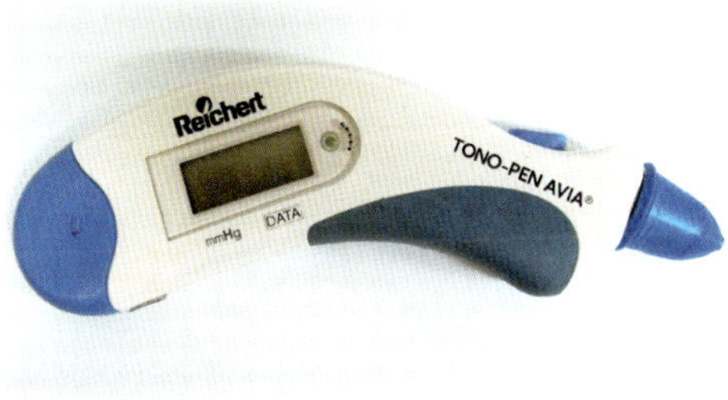

그림 15. 토노펜

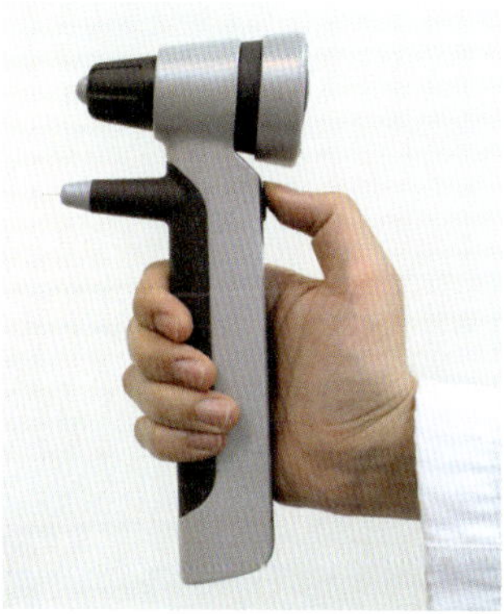

그림 16. 리바운드 안압계

장 정확하여 널리 쓰이고 있으며, 눈에 접촉하지 않고 바람을 이용하여 측정하는 비접촉 안압계(그림 14)도 개인병원 안과나 건강검진센터에서 많이 이용된다.

휴대용 안압계로서 토노펜(그림 15)과 리바운드 안압계(그림 16)가 있는데, 소아나 누워 있는 환자, 거동이 불편한 환자 등에서 편리하게 사용된다. 리바운드 안압계는 각막에 접촉하는 면적이 매우 작으며, 점안 마취제를 눈에 넣지 않고도 측정이 가능한 장점이 있다.

안압이 높을수록 녹내장의 위험도가 증가하는 것은 사실이지만, 안압이 정상인 경우에도 녹내장이 아니라고 이야기할 수 없다. 안압이 정상범위에 있는 정상안압녹내장이 있기 때문이다. 그러므로 안압을 측정하는 것만으로 녹내장을 스크리닝하는 데에는 한계가 있다.

시신경유두 검사

시신경유두란 망막과 뇌를 연결하는 신경섬유의 다발이 눈 밖을 빠져나오기 직전에 모여서 만들어진 부분을 의미한다. 검안경으로 눈 속을 들여다보면 주위의 망막과 구별되는 밝은 보름달 모양의 동그란 부분이 나타나는데, 이것이 바로 시신경유두이다(그림 17).

시신경유두의 중심부는 정상인에서 웅덩이 모양으로 움푹 들어가 있으며(함몰부), 이 부위는 혈관이 적게 분포하여 밝고 창백한 색조를 띤다. 함몰부 주변은 신경섬유들이 모여서 이루어진 주황색 또는 분홍색 신경조직이 테 모양으로 둘러싸고 있다(신경테). 녹내장이 되면 시신경섬유들이 죽어 없어지므로 신

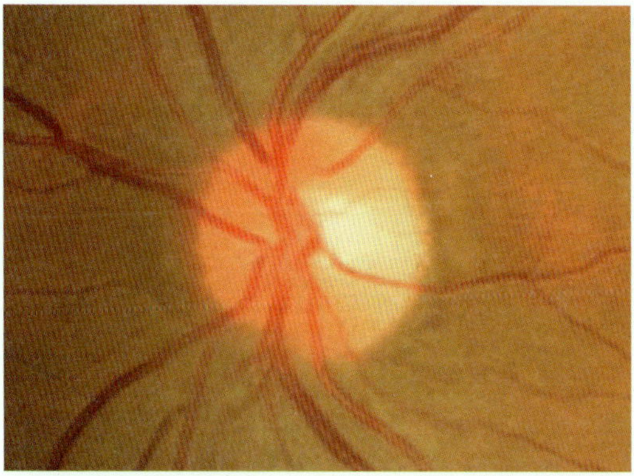

그림 17. 정상 시신경유두. 중앙의 밝고 창백한 부위가 함몰부, 함몰부의 주변 주황색 부위가 신경섬유들이 모여 있는 신경테이다.

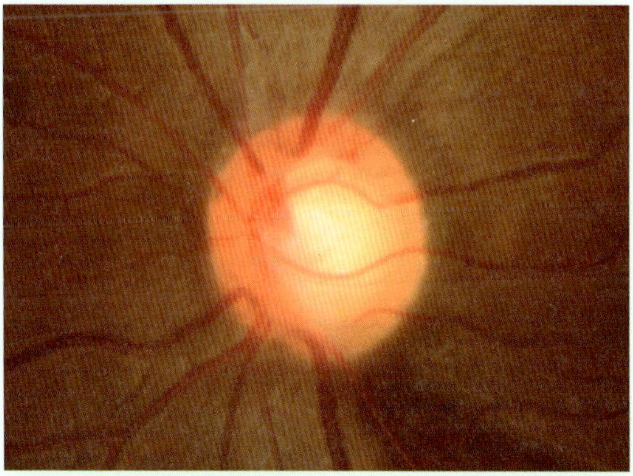

그림 18. 초기 녹내장 시신경 유두. 아래쪽과 위쪽 신경섬유들이 손상되면 아래쪽과 위쪽 신경테의 폭이 줄어들고 중심의 밝은 부분인 함몰부는 상대적으로 아래쪽과 위쪽 방향으로 커지게 된다.

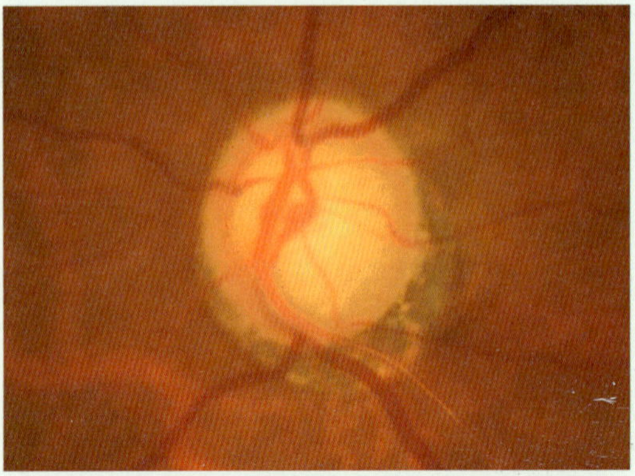

그림 19. 말기 녹내장 시신경유두. 녹내장 말기가 되면 함몰부는 모든 방향으로 커지고 신경테는 더욱 얇아진다. 함몰부가 커지면서 혈관들도 주변으로 밀려나게 된다.

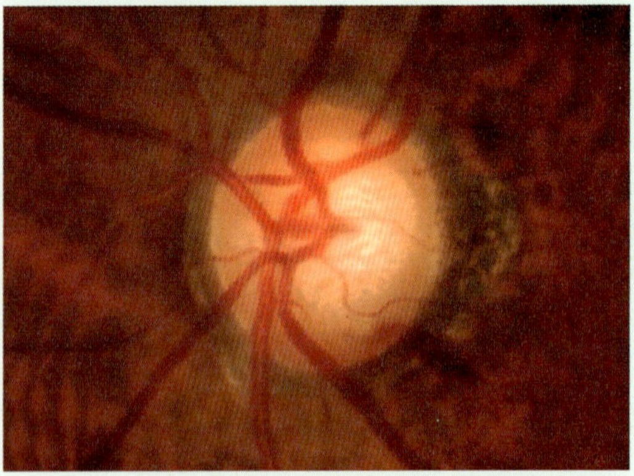

그림 20. 시신경유두의 5시 방향 함몰의 증가. 신경테의 얇아진 모습과 동시에 같은 위치의 출혈 소견이 관찰된다.

경테는 줄어들고 함몰 부위는 더 넓고 깊어지게 된다. 특히 녹내장에서 시신경이 먼저 손상되는 부위는 시신경의 아래쪽과 위쪽 부위여서 함몰은 아래쪽과 위쪽 방향으로 먼저 커지게 된다(그림 18).

녹내장이 더욱 진행하여 말기가 되면 함몰은 모든 방향으로 진행하여 창백한 색조를 띠는 함몰 부위가 전반적으로 증가된 모양을 띤다(그림 19).

녹내장의 초기와 중기에 시신경유두부의 모세혈관으로부터 출혈의 소견이 관찰되기도 하는데, 이 출혈 역시 녹내장을 조기에 의심할 수 있는 단서가 되며, 출혈은 이 부위 시신경이 스트레스를 받고 있다는 정보가 된다(그림 20). 그러므로 검안경을 이용하여 직접 시신경을 관찰하거나 사진촬영을 통한 안저검사(또는 시신경유두 검사)를 받으면 녹내장의 가능성을 의심할 수 있다.

환자의 협조가 잘 될 경우 그리고 백내장 등 눈 매체의 혼탁이 없을 경우 녹내장 스크리닝 검사를 비교적 간단하게 받을 수 있다. 안과를 방문하면 녹내장 가능성에 대한 기초적인 검사를 받을 수 있는데, 많은 녹내장 환자들이 자신의 병을 모르는 채 지내고 있다는 사실은 참으로 안타까운 일이다.

11

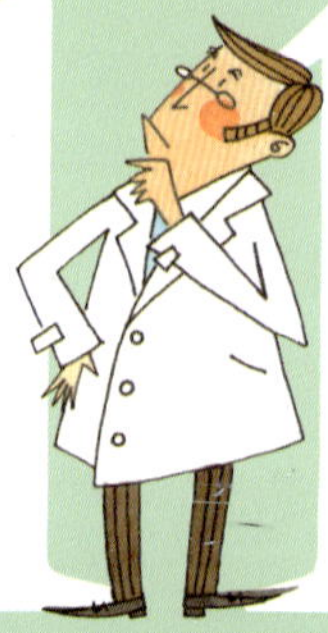

녹내장이 의심되면 하는 정밀검사

녹내장이 의심될 경우 할 수 있는 가장 대표적인 정밀검사는 시야검사이다. 이외에 시신경이 손상된 것을 직접 눈으로 확인할 수 있어 조기에 녹내장을 진단할 수 있는 망막신경섬유층촬영과, 진단의 보조적인 검사로서 레이저를 이용하여 망막과 시신경의 미세구조와 두께를 측정하는 빛간섭단층촬영(OCT)도 있다.

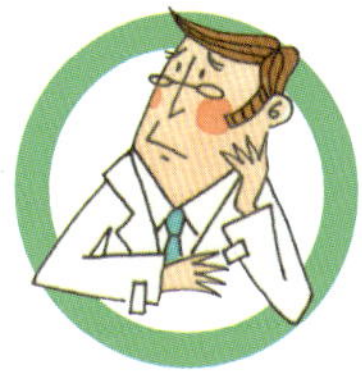

녹내장 정밀검사

안압검사와 안저검사를 통해 녹내장이 의심되면 녹내장에 대한 정밀검사를 하게 된다. 녹내장의 정밀검사 중에서 가장 대표적인 검사는 시야검사이다.

'시야'라 함은 정면을 주시한 상태에서 상하좌우 우리 눈에 들어오는 범위를 말한다. 흔히 "시야가 넓다" 혹은 "시야가 좁다"라는 말을 많이 쓰는데, 정상인의 시야는 한쪽 눈으로 정면을 쳐다보고 있을 때 귀쪽이 가장 넓어서 약 100도까지 보이고, 아래쪽은 약 70도, 코쪽과 위쪽은 약 60도까지의 범위가 보이게 된다.

시야는 시야계라는 기계를 이용하여 측정하는데, 환자가 커다란 흰색 반구의 중앙에 얼굴을 고정시킨 상태에서 정면을 쳐다보고 있으면 기계가 반구의 내면에 불빛을 여기저기 비추고, 환자는 불빛이 보일 때마다 손에 들고 있는 스위치를 누름으로써 시야가 그려지게 된다. 요즘은 컴퓨터 프로그램이 내장되어 있는 자동 시야계(그림 21)가 널리 쓰이는데, 한쪽 눈의 검사에 걸리는 시간은 약 10~15분 이내이다. 환자가 시야장애를 느끼지 못하는 초기에도 시야계를 이용하면 이상을 발견할 수 있다.

녹내장 때 시야장애가 오는 이유는 시신경이 손상되기 때문인데, 눈 속의 시신경이 손상된 부위에 해당하는 시야가 좁

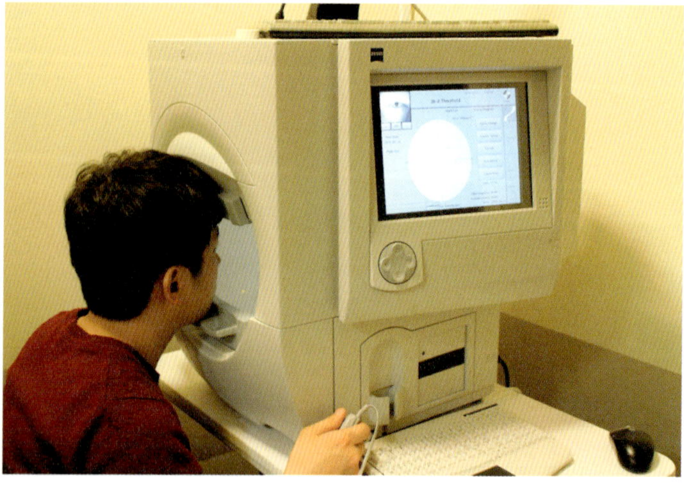

그림 21. 자동 시야계를 이용한 시야검사 장면. 환자는 정면을 주시한 상태에서 눈을 움직이지 않고 불빛이 보일 경우 손에 들고 있는 스위치를 누른다.

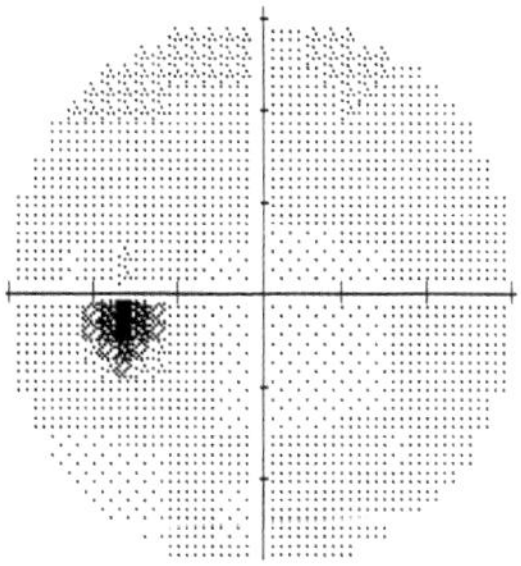

그림 22. 정상인의 왼쪽 눈 중심 30도 시야검사 결과. 하나의 눈금이 10도 간격을 나타낸다. 중심으로부터 왼쪽 15도 근처의 검은 점은 정상인 누구나 가지고 있는 생리적 맹점으로 시신경유두 부위에 해당된다. 시신경유두 부위는 시세포가 없으므로 빛을 감지하지 못하는 시야장애로 표시된다.

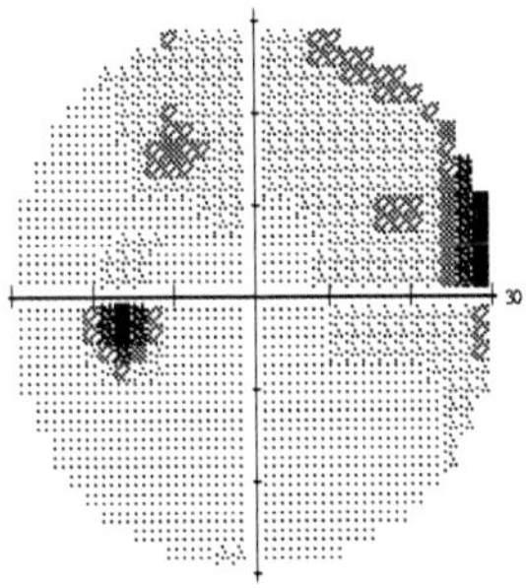

그림 23. 왼쪽 눈 초기 녹내장 환자의 시야. 시야의 위쪽과 코쪽으로 시야장애가 어두운 색으로 표시된다.

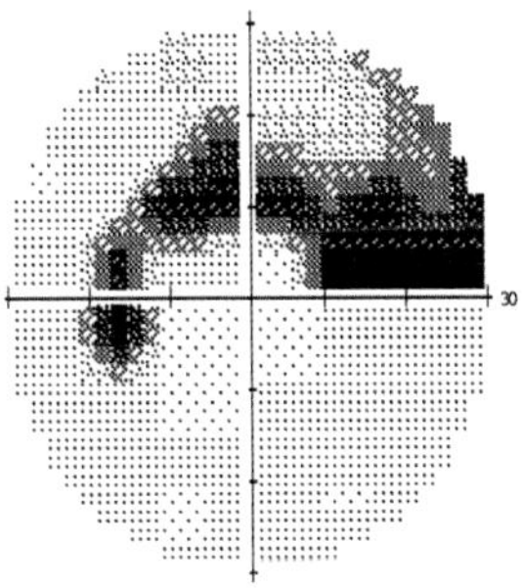

그림 24. 왼쪽 눈 초기 녹내장 환자의 시야. 그림 23 환자의 시야장애가 조금 더 진행된 경우 그림의 시야처럼 활 모양의 연결된 장애가 나타나는데, 이 모양은 시신경섬유의 주행 모양과 일치하여 나타나기 때문이다. 즉 시신경섬유는 활모양의 경로를 거쳐 생리적 맹점에 해당하는 시신경유두부를 통해 안구 밖을 빠져나간다.

아지게 된다. 녹내장의 진단을 위하여 일반적으로 30도 이내의 시야를 검사하는데, 그 이유는 녹내장의 시야장애가 30도 이내에서 흔히 발견되기 때문이다. 30도 이내로 검사한 정상인의 시야는 그림 22와 같다.

녹내장 초기에는 환자가 자각하지 못하는 부분적 시야장애가 발생한다(그림 23, 24). 이 상황에서 부분적 시야장애가 있는 부위가 검거나 희게 보이는 것이 아니고, 단지 그 부분의 물체만 인지하지 못하는 것이다.

그림 25, 26, 27을 비교해보자. 정상인이 그림 25와 같은 풍경을 보고 있다면, 부분적 시야장애가 있는 환자는 그림 26에서와 같이 새가 한 마리 없어진 상태로 풍경을 보게 된다. 시야장애가 진행한 상태에서는 그림 27과 같이 또 다른 위치의 한 마리 새를 인지하지 못한다.

녹내장이 진행하여 말기가 되면 시야는 점점 좁아져서 마치 동그란 파이프 관을 통해서 밖을 내다보는 양상으로 나타나

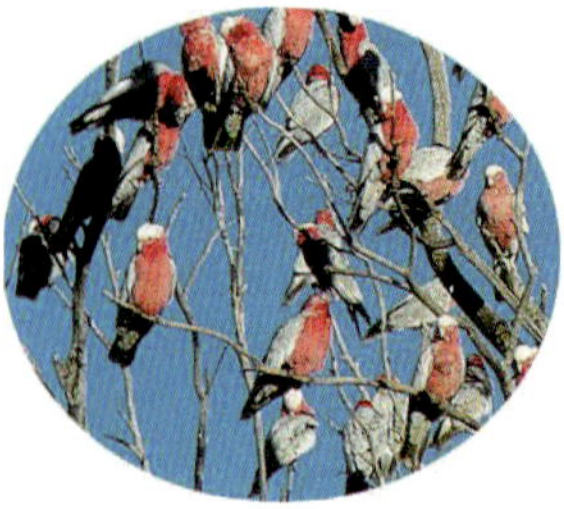

그림 25. 정상 시야를 가진 사람이 보는 풍경

출처: Josef Flammer(2001).

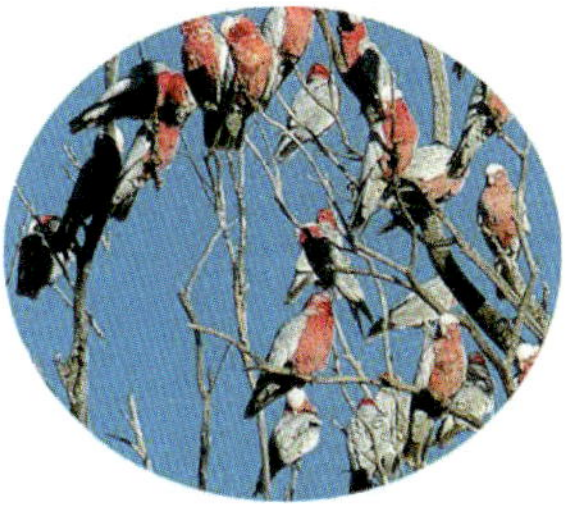

그림 26. 초기 시야장애를 가진 녹내장 환자가 보는 풍경. 왼쪽 하단의 새 한 마리가 안 보이지만, 환자는 그 사실을 모른다.
출처: Josef Flammer(2001).

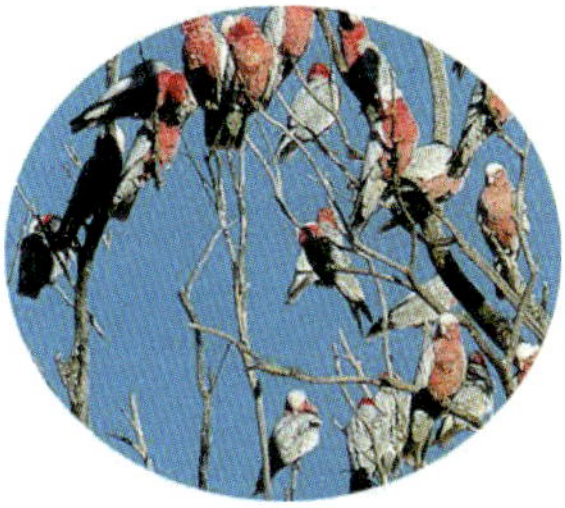

그림 27. 조금 더 진행한 시야장애를 가진 녹내장 환자가 보는 풍경. 왼쪽 하단과 중앙 하단의 새 두 마리가 안 보이지만, 환자는 그 사실을 모른다.
출처: Josef Flammer(2001).

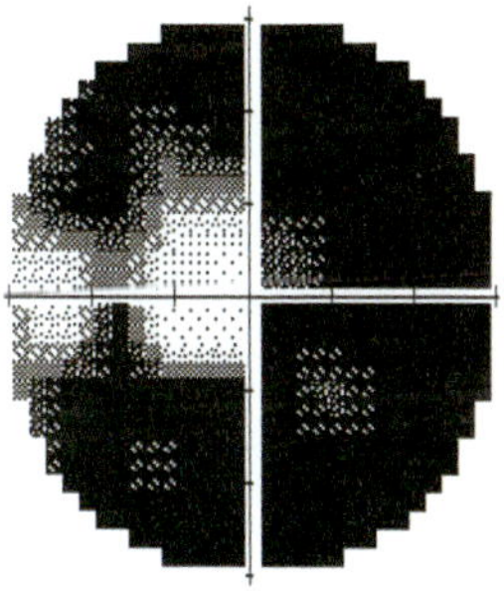

그림 28. 왼쪽 눈 말기 녹내장 환자의 시야. 녹내장이 진행하면 중심부와 귀쪽 일부의 시야만 남게 된다. 여기서 더 진행하면 중심 시야가 없어지게 되며, 시력도 급격히 저하된다.

며(그림 28), 더 진행하면 남아 있는 시야마저 없어지게 되고 시력도 급격히 떨어진다.

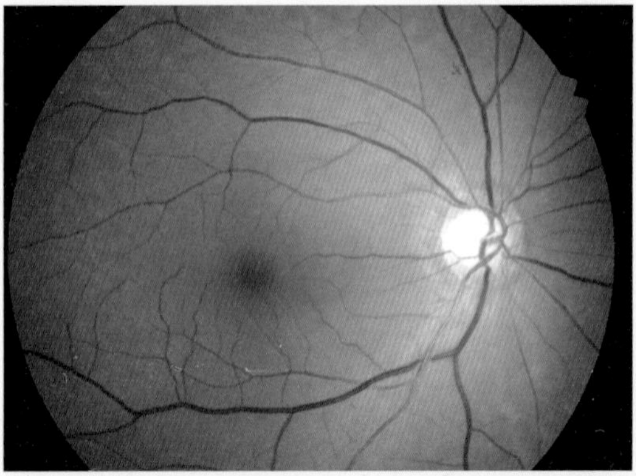

그림 29. 정상 망막신경섬유층촬영 사진. 자세히 보면 시신경유두로 모이는 수많은 신경섬유들을 관찰할 수 있다.

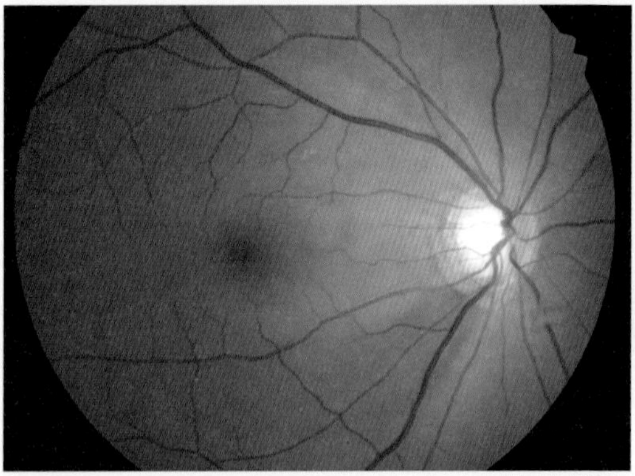

그림 30. 초기 녹내장 환자의 망막신경섬유층촬영 사진. 아래쪽 시신경유두로 들어가는 신경섬유의 손상으로 인하여 해당 부위(시신경유두의 7~8시 방향) 신경섬유층이 얇아져서 어둡게 보인다.

앞에서 녹내장 때 시야장애가 오는 이유는 시신경이 손상되기 때문이라고 했는데, 시신경이 손상된다고 해서 바로 시야검사에 이상이 나타나는 것은 아니고, 시야에 이상이 생기기까지 어느 정도 시간이 걸린다. 시신경의 약 40~50%가 죽을 때까지도 시야가 정상으로 나올 수 있다. 그러므로 시신경이 손상된 것을 직접 눈으로 확인할 수 있는 검사가 있다면 더 조기에 녹내장을 진단할 수 있는데, 그런 검사가 바로 망막신경섬유층촬영이다.

시신경이란 눈 속의 망막으로부터 뇌를 연결하는 전선에 해당하는 신경섬유의 다발이라고 할 수 있는데, 눈 속을 들여다보면 이 신경섬유들이 가느다란 실 모양으로 시신경유두에 모이는 모습을 관찰할 수 있다(그림 29). 이 섬유들의 일부가 손상되었을 때 그림 30에서 보는 바와 같이 부채꼴 모양의 어두운 부분이 발생하고, 그 부위의 신경섬유는 관찰이 되지 않는다. 즉 시야에 장애가 발생하기 이전에 망막신경섬유층촬영을 통해 녹내장 조기진단을 할 수 있는 것이다. 촬영 자체에 걸리는 시간은 몇 초에 불과하지만, 동공을 크게 해서 찍어야 하므로 동공을 크게 하는 산동제를 넣고 약 15~20분 후에 검사를 하게 된다.

그 밖에 보조적 검사인 레이저를 이용한 빛간섭단층촬영

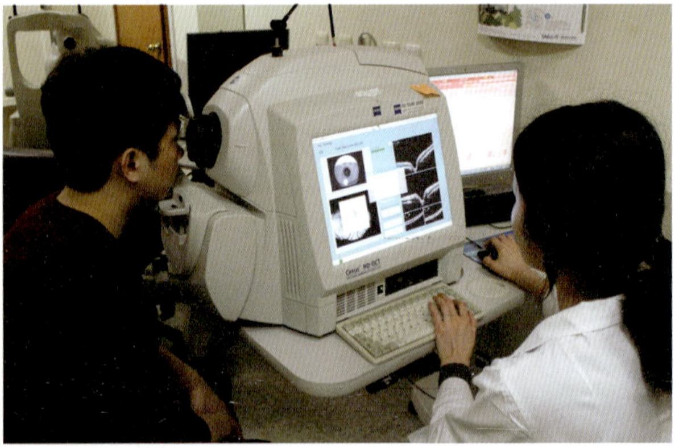

그림 31. 빛간섭단층촬영(OCT) 검사 장면

(OCT) 장비로 망막과 시신경의 미세구조와 두께를 측정하는 것이 가능하게 되었다(그림 31). 이 장비에는 망막신경섬유층의 두께를 측정하여 정상인의 평균 두께보다 통계적으로 의미있게 감소한 경우 이상을 표시해 주는 기능이 내장되어 있다. 즉 망막신경섬유층 결손이 있는 비정상 부위를 붉은색과 노란색으로 표시해 주기 때문에 결손의 위치를 쉽게 파악할 수 있는 장점이 있다. 또한 검사의 재현성이 높으며, 시야검사에 비해 더 객관적으로 비정상을 판단할 수 있는 장점이 있다.

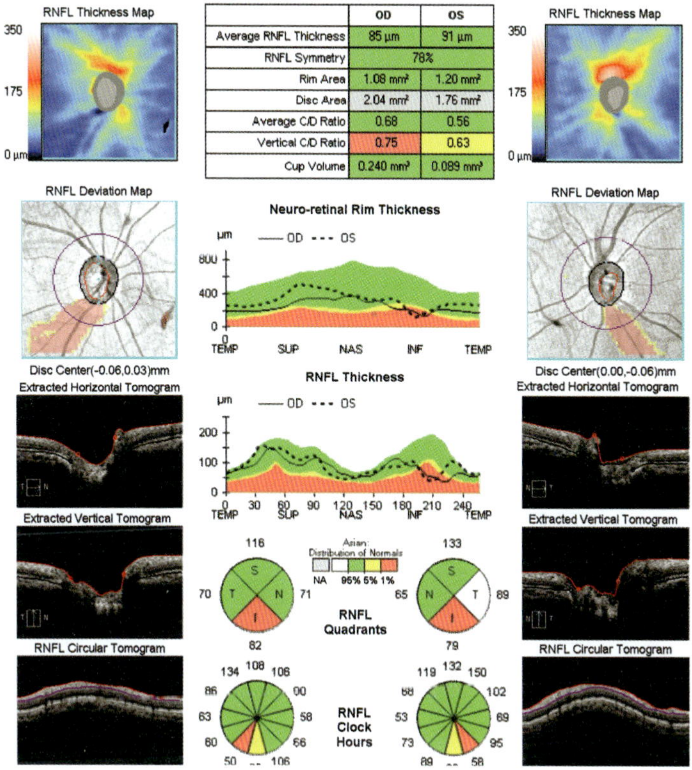

오른쪽 눈 왼쪽 눈

그림 32. 그림 30 환자의 망막신경섬유층을 빛간섭단층촬영(OCT)을 이용하여 분석한 결과 화면. 신경섬유층의 두께를 측정해 줄 뿐 아니라, 왼쪽 두 번째 그림에서와 같이 신경섬유층이 얇아진 부위를 붉은색과 노란색으로 자동으로 표시하여 나타내 줌으로써 의사의 판단에 도움을 준다.

12

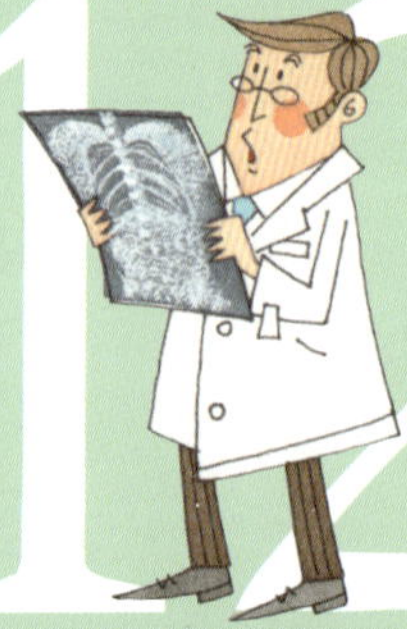

급성으로 오는 녹내장은 어떻게 진단하나?

녹내장의 약 10%에서 급성으로 발생하여 특징적인 증상을 일으키는 폐쇄각녹내장의 진단에는 앞방각경이라는 특수한 렌즈를 사용한다.

급성 녹내장의 진단

녹내장은 거의 대부분 초기에 증상이 없는데, 녹내장의 약 10%에서 급성으로 발생하여 특징적인 증상을 일으키는 폐쇄각녹내장이라는 종류가 있다.

방수가 빠져나가는 하수도의 입구에 해당하는 주변 각막과 홍채가 이루는 각을 앞방각이라고 하는데(그림 33), 홍채 뒤쪽의 압력에 의해 홍채 주변부가 앞으로 밀릴 경우 섬유주에 닿아 밀착되어 섬유주로 방수가 배출되는 것을 막게 된다(그림 34). 방수의 출구가 막히면 안압은 더욱 상승하고, 상승된 압력에 의해 홍채가 더욱 앞으로 밀리면 출구를 더욱 세게 막게 되어 안압은 더 오른다. 즉 악순환이 이루어지게 되어 급격한 안압의 상승과 이에 따른 증상을 초래하게 된다.

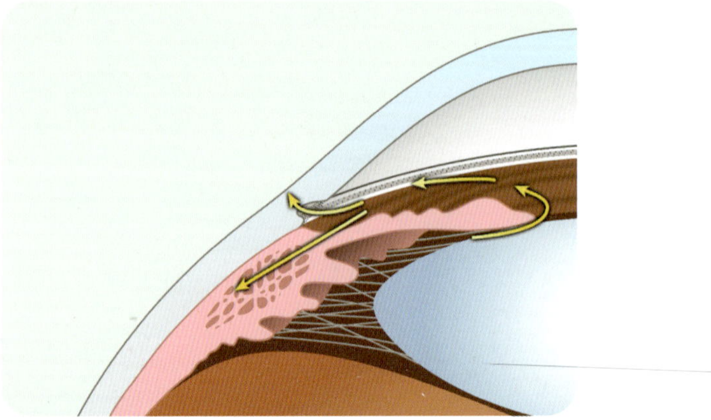

그림 33. 앞방각으로 방수가 빠져나가는 모습

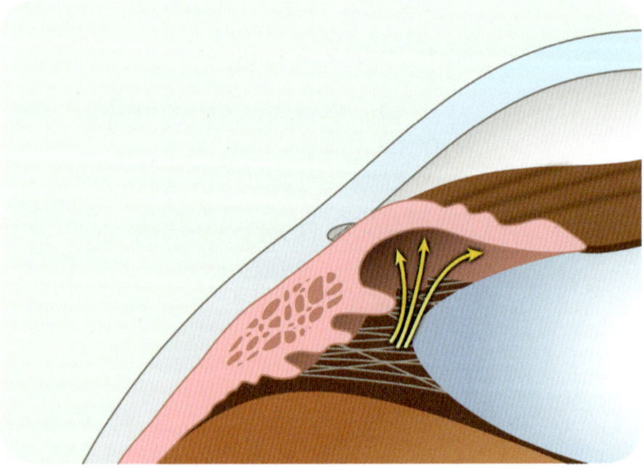

그림 34. 급성 폐쇄각녹내장 시 앞방각이 홍채에 의해 폐쇄되어 방수가 앞방각으로 빠져나가지 못하고 안압이 상승하는 모습

폐쇄각녹내장을 진단하기 위해서 의사는 앞방각경이라는 특수한 렌즈를 눈에 대고 홍채와 각막이 만나 이루는 부위인 앞방각을 들여다보고 관찰한다. 앞방각이 좁아져 있으면 '폐쇄각녹내장의증', 앞방각이 좁아져 있고 안압이 오르거나 과거에 안압이 올랐던 흔적이 남아 있으면 '폐쇄각', 폐쇄각 환자에서 시신경손상이 발견되면 '폐쇄각녹내장'으로 진단한다.

급성으로 오는 녹내장 중 남자에서 흔하며, 한쪽 눈의 염증과 동반되어 안압이 많이 오르는 녹내장으로 눈의 포도막 염증에 의한 이차녹내장이 있다. 이 경우는 재발을 잘하며, 폐쇄각녹내장의 경우만큼 안압이 극심하게 오르진 않기 때문에 응급실로 오는 일은 드물지만, 한쪽 눈이 충혈되고 시력이 약간 떨어지면서 눈이 멍한 느낌이 든다. 이와 같은 안압상승이 있기 전에 몸이 많이 피곤하거나 심한 스트레스가 있었던 경우가 종종 있다. 이러한 경우 눈 안의 염증 때문에 방수의 배출 기능이 감소한 것이며, 앞방각은 열려 있다(이런 상태를 '개방각'이라 부른다). 진단은 앞방 내의 염증과 안압이 상승한 것을 확인함으로써 내려진다.

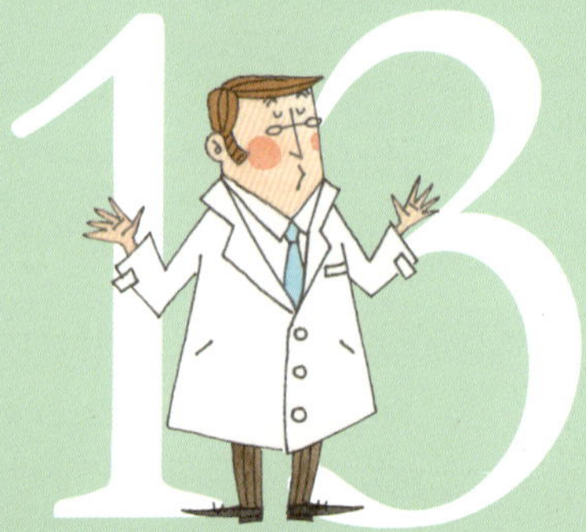

녹내장의 진행은 어떻게 판단하나?

녹내장 진행의 판단은 사진이나 빛간섭단층촬영(OCT)을 이용한 시신경의 구조적 변화와 시야검사를 통해 이루어진다. 단, 오차가 있을 수 있기 때문에 여러 번 반복적으로 검사한 후 검사간의 오차와 검사 결과의 변동 추이를 근거로 녹내장 진행을 판단한다.

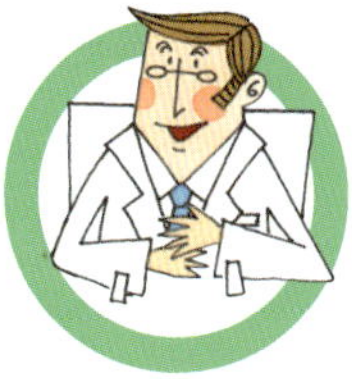

녹내장의 진행

녹내장 진행의 판단은 사진이나 빛간섭단층촬영(OCT)을 이용한 시신경 구조의 변화와 시야검사를 통한 기능의 변화를 종합적으로 검토하여 내려진다. 여기서 중요한 것은 단순히 두 번의 검사 결과만을 비교하여 진행을 판단하는 것은 피해야 한다는 것이다. 검사 결과의 오차가 있을 수 있기 때문이다.

현재까지 인정받고 있는 진행의 판단은 여러 번 반복적으로 검사한 후 검사의 오차와 검사 결과의 변동 추이를 근거로 판단하는 방법이다(그림 35). 그러기 위해서는 동일 검사 장비로 검사한 결과가 여러 번에 걸쳐 축적되어야 한다.

녹내장은 평생 꾸준히 관리를 받아야 하는 질환으로 가능하면 한 병원을 지속적으로 다니는 것이 환자에게 유리하며, 사

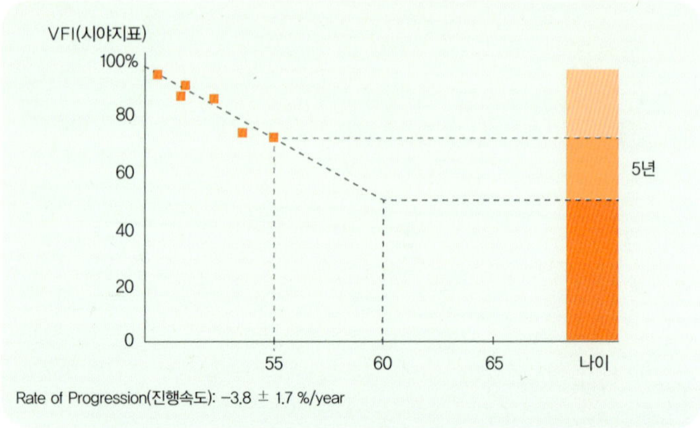

그림 35. 여러 번의 시야검사 결과를 시간에 따라 점을 찍어 기울기를 구하여 정상인의 결과와 비교하여 진행이 있는지 여부를 판단하는 방법. 5년 후 남아 있는 시야의 비율(VFI)을 대략적으로 예측하는 것도 가능하나, 다른 변수들이 작용할 수 있어 이 예측이 반드시 맞는다고 볼 수는 없다. 이 환자와 같이 최대 약물 치료에도 불구하고 빠른 진행을 보이면 레이저 치료 혹은 수술 치료를 고려하게 된다.

정상 병원을 옮겨야 할 경우 검사 결과를 복사하여 가져가는 것이 적절한 진행의 판단과 치료를 받는 데 도움이 된다.

진행을 판단하는 데 고려해야 할 사항 중 중요한 것은 연령의 증가로 인한 자연적 변화가 있다는 것이다. 고령의 녹내장 환자 중에는 안압은 잘 조절되는데도 점점 더 침침하다고 느끼는 경우가 간혹 있다. 시신경의 노화는 현재의 치료기술로 아직까지 해결되지 않는 영역이다. 또한 백내장, 노인성 황반변성, 고도근시로 인한 망막의 변화 등은 고령의 녹내장 환자에서 동반되는 시력저하의 원인이 될 수 있다.

녹내장을 처음 진단할 때 받았던 시신경 구조의 이상과 기능의 이상을 검사한 시신경유두 사진, 망막신경섬유층촬영, 빛간섭단층촬영, 시야검사 등은 녹내장의 진행을 판단하기 위해 지속적으로 필요한 항목들이며, 검사 결과에서 진행이 의심되거나 진행으로 판단되었을 경우 의사의 판단에 의해 이에 따른 적절한 조치가 이루어져야 한다.

녹내장 환자가 병의 진행에 의해 시력의 저하를 자각하는 시기는 환자마다 다르다. 어떤 환자는 남아 있는 시야의 비율, 즉 시야지표(Visual Field Index, VFI)가 20%도 안 되는데 불편함을 느끼지 못하는 경우도 있고, 어떤 환자는 50% 이상 남아 있는데도 불구하고 시력저하를 호소하기도 한다. 환자가 주관적으로 느끼는 시력저하는 중심 시야가 얼마나 침범되어 있는가에 따라서 다르지만, 환자의 인지능력이나 감수성의 차이에도 영향을 받는다.

14

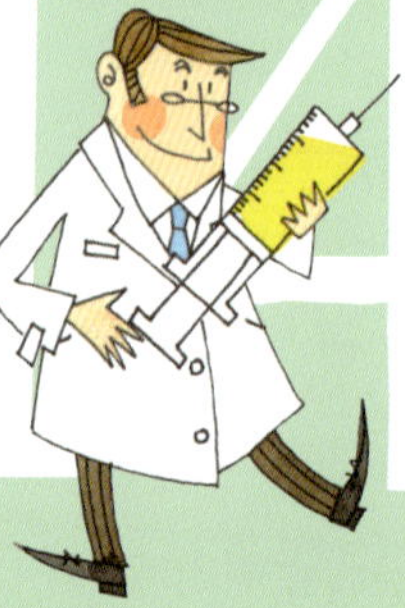

녹내장 치료의 목표와 종류

녹내장 치료의 목표는 시신경손상 및 시야손상의 진행을 막고 환자의 삶의 질을 높이는 것이다. 녹내장 치료법은 크게 약물 치료, 레이저 치료, 수술 치료로 나눌 수 있으며, 보통 약물 치료로 시작한다.

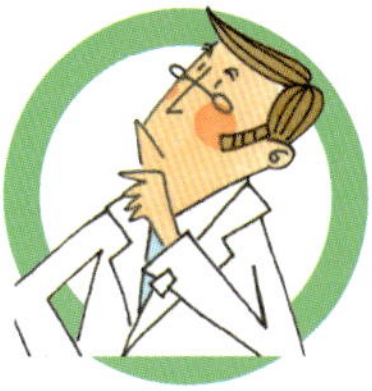

녹내장과 안압

녹내장 치료의 궁극적인 목표는 시신경손상 및 시야손상의 진행을 막고 환자의 삶의 질을 높이는 것이다. 현재까지 알려진 녹내장의 여러 위험인자 중 가장 중요하고 치료 가능한 위험인자는 고안압으로, 모든 녹내장의 치료는 안압 하강을 통하여 이루어진다.

우리나라, 일본 등 주로 동북 아시아 국가에서는 안압이 정상범위(10~21mmHg)이면서 녹내장이 생기는 정상안압녹내장이 안압이 높은 녹내장에 비해 월등히 많은 편인데, 이 경우에도 본인의 현재 안압보다 더 낮추는 치료를 한다.

Hospital Memo

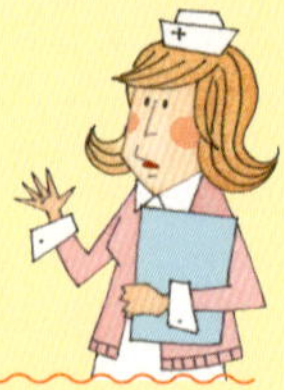

치료로 안압을 얼마까지 낮춰야 하나?

더 이상의 시신경손상이 일어나지 않게 하기 위한 안정적인 안압 범위의 상한치가 '목표 안압'이다. 일반적으로 목표 안압은 적어도 치료 전 안압의 20% 이상 떨어뜨리는 것을 목표로 한다.

목표 안압은 치료를 시작할 때 시신경의 손상 정도, 치료 전 안압, 시신경손상의 속도에 따라 달라지는데, 시신경손상이 심하거나 치료 전 안압이 높다면 목표 안압을 더 낮게 설정해야 한다.

또한 목표 안압은 고정되기보다는 치료를 시작하면서 환자의 상태에 따라 바꿔 설정하면서 치료 효과를 평가하게 된다.

정상안압녹내장의 경우 안압이 낮은 관계로 안압하강제로 안압을 더 낮추는 것이 매우 어렵다. 특히 안압이 10mmHg 근처일 경우는 20% 이상 안압을 떨어뜨리는 것이 어려운데, 안압하강제가 안압의 일중 변동, 즉 하루 중 안압의 변동을 줄이기 때문에 이 역시 치료 효과가 있다고 볼 수 있다.

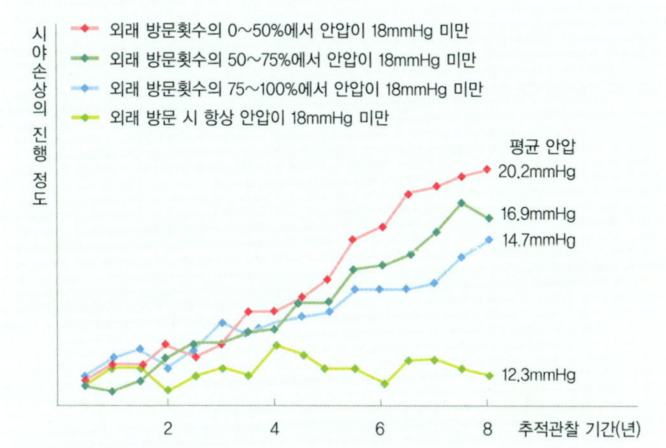

그림 36. 진행된 녹내장 치료 연구. 6년 이상 추적관찰한 연구 결과 시신경손상 및 시야손상이 진행된 녹내장 환자에서 안압을 18mmHg 미만으로 떨어뜨린 군에서 다른 군에 비해 녹내장의 진행속도가 느렸다. 특히 모든 외래 방문 시 안압이 항상 18mmHg 미만인 경우는 진행을 하지 않은 것으로 분석되었다.

녹내장의 치료

기본적인 녹내장의 치료법은 크게 약물 치료, 레이저 치료, 수술 치료로 나눌 수 있다. 보통 약물 치료로 시작하지만, 녹내장의 종류, 현재 상태, 진행 속도 등에 따라 치료 방법이 다를 수 있다.

개방각녹내장

개방각녹내장의 경우 환자의 상태, 위험인자, 나이, 치료 전의 안압 등을 고려하여 목표로 하는 안압을 정한다. 그리고 목표만큼 낮추기 위한 약물 치료를 시작한다. 대개는 한 가지 성분의 안압약을 점안하기 시작하면서, 필요시 다른 성분의 안압약을 추가한다.

급성 폐쇄각녹내장

급성 폐쇄각녹내장의 경우에는 여러 안압약을 병용 사용해서라도 가능한 빨리 안압을 떨어뜨리는 것이 중요하다. 눈 안의 염증 및 각막의 부종을 줄여 주는 약도 함께 사용한 후, 안압이 떨어지면 레이저 홍채절개술을 시행한다. 만성 폐쇄각녹내장의 경우에는 개방각녹내장 환자와 치료 방법이 비슷하다.

Hospital Memo

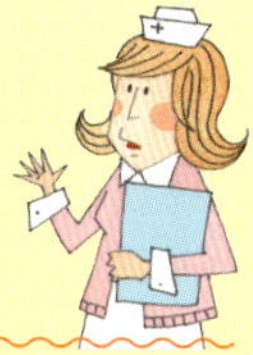

외래에서 측정한 안압이 자꾸 다른 이유

혈압, 심박수처럼 눈의 안압도 하루 주기 변동 양상이 다양하게 나타난다. 녹내장 환자는 정상인에 비해 안압이 높을 뿐만 아니라 안압 변동의 폭도 크다고 알려져 있다. 따라서 단순히 평균 안압뿐만 아니라 일중 변동 정도, 일중 안압 최고치 역시 녹내장의 위험인자로 알려져 있다. 안압은 방수의 생산과 유출의 균형에 의해 결정되므로 같은 약을 넣고 있어도 외래 방문 시마다 안압이 다르게 나올 수 있다. 즉 장기간에 걸친 안압의 변동이 있을 수도 있다.

녹내장 시 안압에 대한 치료는 가능한 평균 안압을 적정 수준으로 유지하고 안압의 변동을 최소화하여 녹내장의 진행을 멈추고 유용한 시력을 유지하는 것을 목표로 한다.

약물 치료를 시작하면 언제까지 안압약을 점안해야 하나?

녹내장은 고혈압, 당뇨병처럼 평생을 관리하며 정기적인 검진 및 진료를 받아야 하는 질환이며, 아직까지 현재의 치료 방법으로 녹내장의 완치를 기대하기는 어렵다. 고혈압 약을 계속 복용하여 적정 혈압을 유지하는 것처럼, 녹내장 약물 치료로 목표만큼 안압을 낮추고, 낮춘 안압이 계속 유지될 수 있도록 계속 녹내장 안약을 점안해야 한다.

15

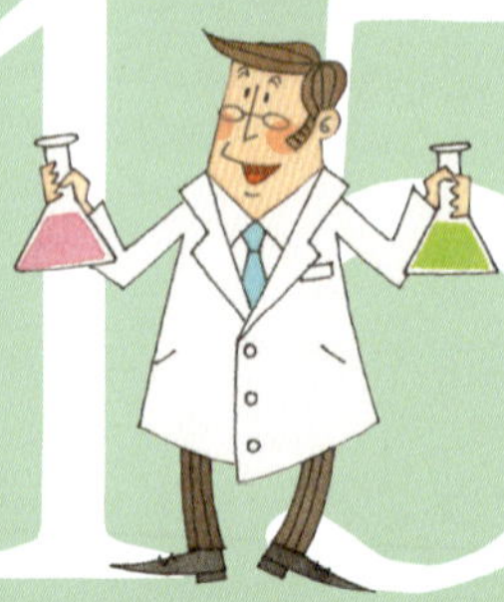

녹내장의 약물 치료

녹내장의 기본 치료는 약물 치료이며, 약물 치료에도 불구하고 안압이 조절되지 않고 시신경손상 및 시야손상이 점점 진행될 경우 수술을 고려하게 된다. 레이저 치료와 녹내장 수술 후에도 약물 치료를 병용하는 경우가 있다.

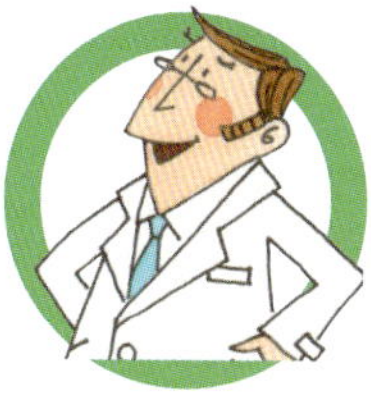

일반적인 녹내장의 치료 원칙

녹내장 환자들은 보통 녹내장이 있을 때 수술부터 먼저 해야 한다고 생각하는 경우가 많다. 그러나 녹내장의 기본 치료는 약물 치료이며, 레이저 치료와 녹내장 수술 후에도 약물 치료를 병용하는 경우가 있다. 안압하강제로 원하는 만큼 안압을 낮춰 시신경손상이 진행되는 것을 막는 것이 녹내장 치료의 일차 목표이며, 약물 치료에도 불구하고 안압이 조절되지 않고 시신경 손상 및 시야손상이 진행될 때 수술을 고려하게 된다.

최근 들어 녹내장 약물의 발전으로 하루 한 번 점안으로도 뛰어난 효과를 보이는 약이 많아졌고, 보존제가 없는 안약, 혈류개선 효과 혹은 신경보호 효과를 기대해 볼 수 있는 약 등 약물 선택의 폭이 넓어져 녹내장의 치료 발전에 크게 기여하였다.

안압약의 종류

안압약은 작용 기전에 따라 크게 방수의 생성을 줄이는 약물과 방수가 잘 빠져나가도록 하여 안압을 낮추는 약물로 나눌 수 있다.

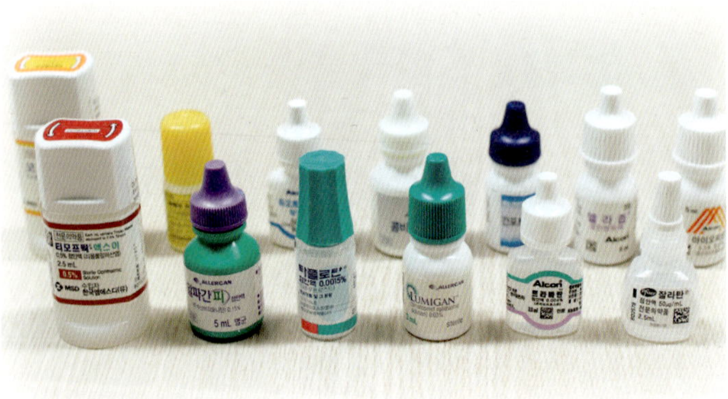

그림 37. 여러 종류의 안압약

방수 생성을 줄이는 약물

교감신경 억제제 : 티몰롤, 칼테올롤, 레보부놀롤, 베푸놀롤, 베탁솔롤이 있고, 그중 티몰롤이 대표적 약물이다. 환자에 따라 적절한 약물을 선택하여 가능한 저농도의 약물을 사용해야 한다. 하루 1회 또는 2회 점안하며, 천식이나 만성폐쇄성폐질환, 심장질환(부정맥, 심부전)이 있는 환자에서는 주의해야 한다.

탄산탈수효소 억제제 : 주요 기전은 탄산탈수효소를 억제함으로써 방수 생산을 억제시키는 것이다. 눈에 넣는 점안제로 도르졸아마이드와 브린졸아마이드가 있는데, 안압을 떨어뜨리는 작용 이외에 눈의 혈류를 증진시킨다는 보고도 있다.

복용제로는 아세타졸아마이드, 메타졸아마이드가 있고, 복용제의 부작용으로 손발저림, 식욕저하, 전신 쇠약감, 소화불량 등이 발생할 수 있어 주의가 필요하다. 특히 신기능이 저하된 환자에서는 아세타졸아마이드의 사용에 주의해야 한다.

방수 유출을 증가시키는 약물

프로스타글란딘 및 프로스타마이드계 약제 : 방수 유출을 증가시켜 안압을 저하시키는 약제로 라타노프로스트, 트라보프로스트, 비마토프로스트, 타플루프로스트, 우노프로스톤이 있다. 우노프로스톤을 제외한 모든 약제가 하루 1회 점안으로 24시간 동안 안압을 저하시켜 최근 1차 선택약으로 많이 사용되고 있다. 결막충혈, 눈꺼풀주위 피부 색소침착, 눈썹의 길어짐, 눈꺼풀주위 지방의 흡수 등의 부작용이 있을 수 있으나, 전신적인 부작용이 드물고 안압하강 효과가 다른 약제에 비해 뛰어나 현재 녹내장 환자에서 가장 많이 사용되고 있다.

교감신경 흥분제 : 대표적으로 브리모니딘이 있고, 방수 생

산을 억제하는 동시에 방수의 유출을 증가시켜 안압을 저하시킨다. 안압하강 효과 외에도 신경보호 효과가 있다고 알려져 있으나, 소아에서는 수면을 유발하고 혈압을 떨어뜨릴 수 있어 주의해야 한다. 또한 눈꺼풀이 붓고 가렵고 짓무르는 알레르기 반응의 빈도가 다소 높게 나타날 수 있다.

부교감신경 작동제 : 방수의 유출을 증가시키고 동공을 축소시켜 폐쇄각녹내장에 사용하는 필로카르핀이 있다.

탈수를 일으켜 안압을 급격히 떨어뜨리는 약물

응급으로 안압을 내려야 할 경우 정맥으로 만니톨을 주사할 수 있다.

약물의 병용 요법과 복합제제 요법

녹내장 환자의 상태에 따라 단일 성분의 약물로 모자랄 경우 두 가지 이상의 약물을 같이 쓰기도 하고, 두 가지 약제가 섞여 있는 복합제제를 사용하기도 한다.

병용 요법

1차 선택약 사용 중에 안압하강 정도가 미흡하거나 병이 진행될 경우 다른 약제를 추가하여 함께 사용하는 것을 의미한다. 대체적으로 방수 생성을 억제하는 약물과 방수 유출을 증가시키는 약물을 병용 처방하는 경우가 많으나, 비슷한 기전을 가지는 약물이라도 환자마다 효과가 다를 수 있어 다양한 조합의 약물을 시도해 볼 수 있다.

복합제제 요법

두 가지 서로 다른 약물을 하나의 약병에 담은 것으로, 대표적인 약물로는 티몰롤+도르졸아마이드, 티몰롤+브린졸아마이드, 티몰롤+브리모니딘, 라타노프로스트+티몰롤, 트라보프로스트+티몰롤, 비마토프로스트+티몰롤 복합제제가 있다. 병용 요법보다 총 점안 횟수와 약병 수를 줄임으로써 환자의 편의를 증가시킬 수 있고, 보존제의 양을 줄일 수 있는 장점이 있다. 그러나 약제의 내성이나 부작용이 생겼을 때 어느 성분에 의한 것인지 구별하기가 어려운 단점도 있다. 최근 복합제제 중에서도 보존제가 없는 일회용 점안제 형태의 안약도 출시되고 있다.

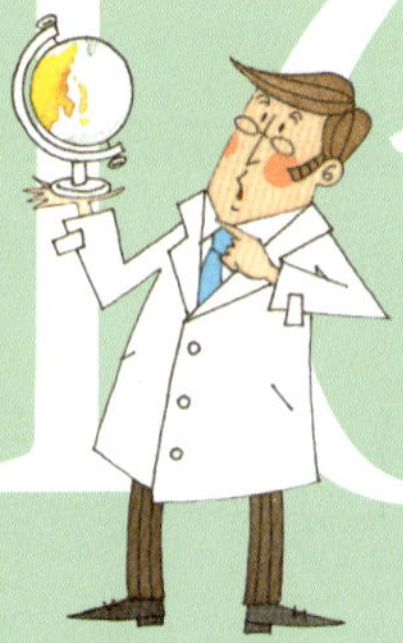

16 녹내장 약을 잘 점안하는 방법

약물 치료 시 눈에 넣는 점안제는 약효 지속시간 및 효과가 각각 다르므로 의사의 지시에 따라 올바른 방법으로 점안해야 한다. 즉 점안 횟수와 시간뿐만 아니라 올바른 방법으로 점안하는 것이 중요하다.

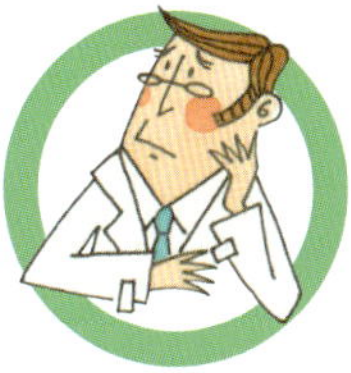

녹내장 안약의 종류는 매우 다양하고, 약효가 지속되는 시간이나 효과가 종류에 따라 다르다. 따라서 의사의 지시를 잘 따라 본인이 사용하는 약의 사용법을 잘 숙지하는 것이 중요하다. 더불어 약물 치료 시 주의할 점은 바로 올바른 방법으로 점안하는 것이다. 점안 시간과 횟수를 잘 지키는 것뿐만 아니라, 올바른 방법으로 점안하는 것이 무엇보다 중요하다.

녹내장 약물은 점안할 때 한 방울만으로도 충분한 효과를 얻을 수 있다. 두세 방울을 한꺼번에 점안하거나 정해진 횟수보다 더 많이 넣는다고 해서 더 좋은 효과가 나타나는 것은 아니다. 두 가지 이상의 안압약을 점안할 경우에는 5분 이상 시간 간격을 두어 첫 번째 약물이 충분히 눈 안으로 흡수된 후 두 번째 약물을 점안하는 것이 바람직하다. 또한 하루 2회 사용을 권유하는 안약은 지속시간이 12시간이므로, 가능하면 이 시간을 지켜서 사용하는 것이 좋으며, 1회 점안 시에도 시간을 잘 지켜 규칙적으로 넣는 것이 좋다.

녹내장 약을 점안하는 방법은 다음과 같다.

올바른 안약 점안 방법

1. 앉은 자세에서 아래쪽 눈꺼풀을 아래로 약간 잡아당겨, 아래쪽 눈꺼풀과 눈 사이의 결막 구석에 주머니 모양의 공간(결막낭)이 생기도록 한다. 이때 눈은 위를 쳐다본다(그림 38 왼쪽).
2. 안약의 입구가 안구 또는 눈썹에 닿지 않도록 눈과 적당한 거리를 유지하여 결막낭에 약을 한 방울 점안한다. 시선을 약간 아래로 보고 아래 눈꺼풀을 놓으면서 눈을 지그시 감고 몇 초 동안 유지한다. 이때 눈을 너무 꽉 감으면 많은 양이 눈 밖으로 흘러내릴 수 있다.
3. 약물이 코 속으로 빠져나가 전신에 미치는 영향을 최소화하기 위해 코와 눈 사이에 오목한 곳(눈물점)을 살며시 누르거나(그림 38 오른쪽), 눈을 살짝 감은 채 1~2분 정도 기다리는 것이 좋다. 이 시간 동안 눈을 계속 깜박거리면 많은 양이 코 속으로 내려가버릴 수 있다.

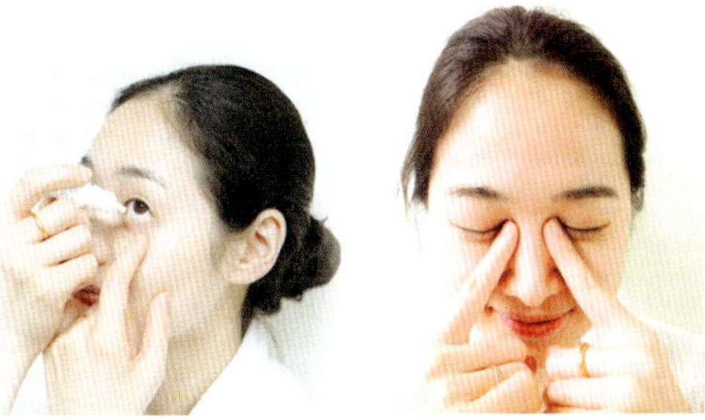

그림 38. 올바른 안약 점안 방법(왼쪽)과 전신 흡수를 최소화하는 방법(오른쪽). 그림처럼 눈물점을 누르는 방법 대신에 1~2분 정도 눈을 깜박거리지 않고 감고 있는 것도 가능하다.

Hospital Memo

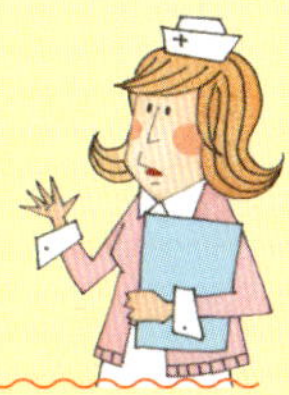

안약 보관 방법

대부분의 안약이 실온에 보관해도 괜찮은 것으로 알려져 있으나, 특정 약제의 경우 개봉 후에는 냉장 보관하도록 권유하고 있다. 따라서 본인이 사용하는 약의 사용설명서를 잘 읽고 그에 맞게 보관하는 것이 중요하다.

안약은 사용하기 전에 이름과 유효기간을 잘 확인한다. 표기된 유통기한을 넘지 않는 기간 내 사용하며, 한번 개봉한 후에는 사용기간이 한 달을 넘기지 않도록 권장하고 있다. 보존제(방부제)가 들어 있지 않은 일회용 점안약의 경우에는 개봉 후 점안하고 버리도록 한다.

안약은 손쉽게 시간을 지켜 점안할 수 있는 곳에 두고 사용하며, 크기가 작아 휴대하기 좋으므로 업무나 여행 중에도 챙겨 다니면서 잘 점안하도록 한다.

17

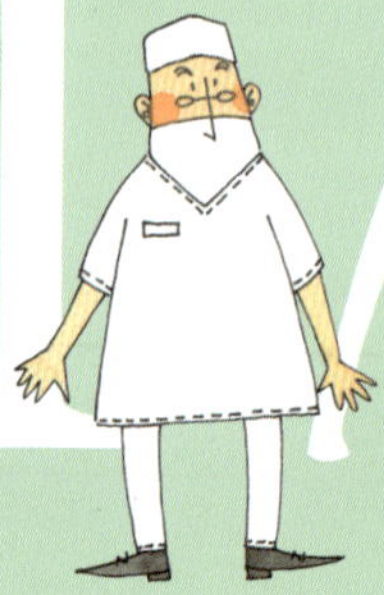

레이저 치료는 어떻게 하나?

녹내장에서 약물 치료 중 추가적 안압하강이 필요하거나 약물 치료를 할 수 없는 경우, 또는 급성 폐쇄각녹내장 환자에서 레이저 치료가 유용하게 사용된다.

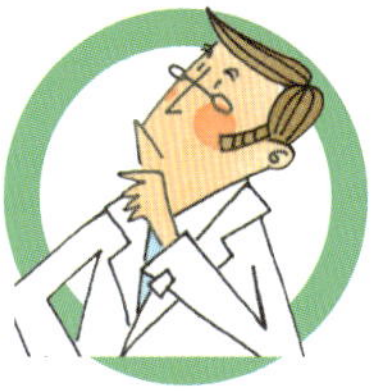

녹내장의 레이저 치료

일반적으로 녹내장에서 레이저 치료는 약물 치료 중 추가적 안압하강이 필요하거나 약물 치료를 할 수 없는 경우, 또는

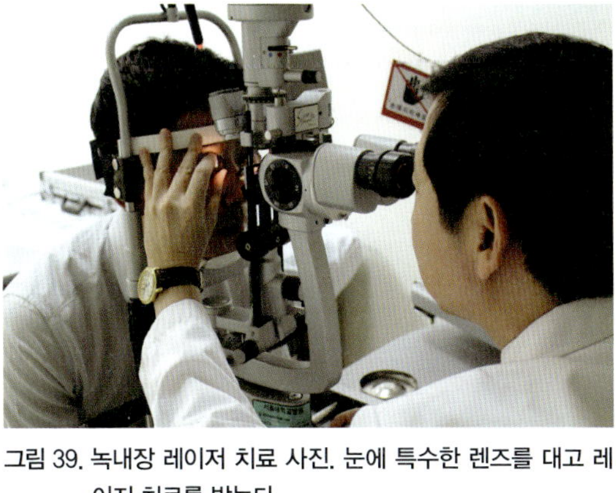

그림 39. 녹내장 레이저 치료 사진. 눈에 특수한 렌즈를 대고 레이저 치료를 받는다.

급성 폐쇄각녹내장 환자에서 유용하게 사용된다.

레이저 치료 자체에 걸리는 시간은 5~10분 정도이지만, 치료 전에 안약을 넣고 준비하는 시간과 치료 후 1시간 정도에 안압을 확인해야 하므로 총 2~3시간 정도 병원에 있어야 한다.

레이저는 눈에 특수한 렌즈를 대고 하므로 치료 전에 점안마취제를 눈에 넣어야 하며, 치료 시 통증은 거의 느껴지지 않는다.

레이저홍채절개술

급성 폐쇄각녹내장에서 레이저 치료가 가장 유용하게 사용된다. 레이저홍채절개술은 홍채 주변부에 레이저로 아주 작은 구멍을 만들어 홍채 뒤쪽의 압력을 낮추고 섬유주를 막고 있던 홍채를 뒤로 물러나게 하여 제자리를 찾게 함으로써 안압을 낮추는 방법이다(그림 40, 41).

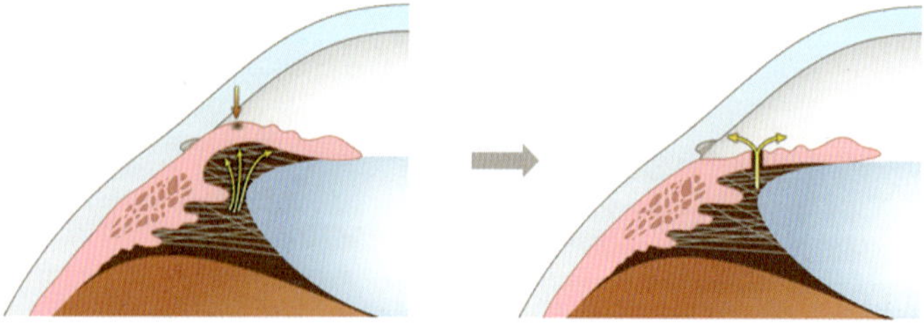

그림 40. 레이저홍채절개술 모식도

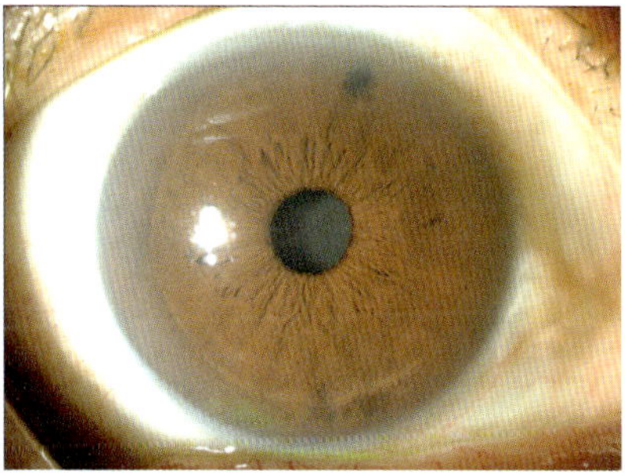

그림 41. 레이저홍채절개술 후 사진

레이저홍채절개술은 동공 차단이 원인이 되는 모든 폐쇄각 녹내장에서 1차 시술방법으로 안전하고 효율적으로 사용되며, 레이저홍채절개술만을 시행할 수도 있고, 필요 시 레이저주변홍채성형술과 병행하기도 한다. 하지만 각막부종이 너무 심하거나 주변부 홍채가 각막과 거의 붙어 있거나, 산동되어 주변부 홍채가 너무 두꺼워진 경우 레이저홍채절개술이 어려우므로 수술 치료를 고려할 수도 있다. 레이저홍채절개술에 사용되는 레이저는 아르곤 레이저 또는 엔디야그(Nd:YAG) 레이저이며, 이 두 가지 레이저를 모두 이용할 수도 있다.

레이저홍채절개술은 외래에서 비교적 간단하게 시술받을 수 있고, 안압하강 효과가 뚜렷하다. 부작용으로 앞방염증, 황반손상, 앞방출혈, 시술 후 일시적 안압상승 등이 있을 수 있지만, 매우 드물다. 급성 폐쇄각녹내장 발작을 일으킨 눈의 반대편 눈의 경우에도 50%에서 5년 내에 급성 발작이 생길 수 있으므로 예방 차원의 레이저홍채절개술을 시행한다.

또한 폐쇄각녹내장의증의 경우 증상이 없더라도 폐쇄각녹내장의 가족력이 있거나, 정기적인 안과 검진이 어려운 경우, 폐쇄각녹내장을 유발할 수 있는 약물을 복용해야 하는 경우, 유발 검사에서 안압이 기준 이상으로 상승하는 경우 등에도 예방 차원에서 레이저홍채절개술을 시행할 수 있다.

레이저주변홍채성형술

레이저주변홍채성형술은 앞방각이 접촉성 폐쇄를 보이는 경우 아르곤 레이저를 주변 홍채에 360도에 걸쳐 쏘아 홍채 조직을 수축시켜 불룩해진 홍채를 편평하게 만들어 주는 방법이

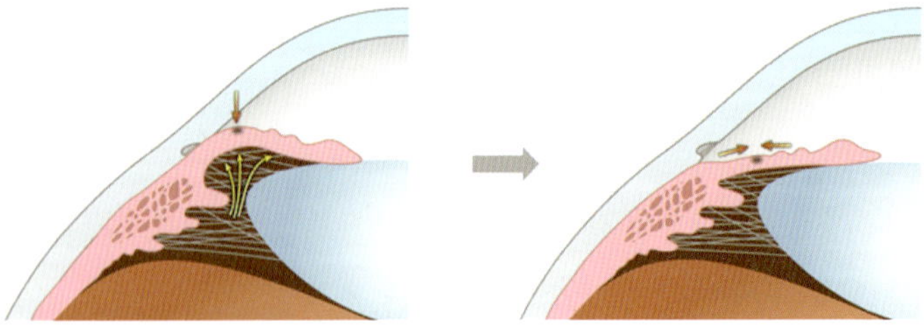

그림 42. 레이저주변홍채성형술 모식도

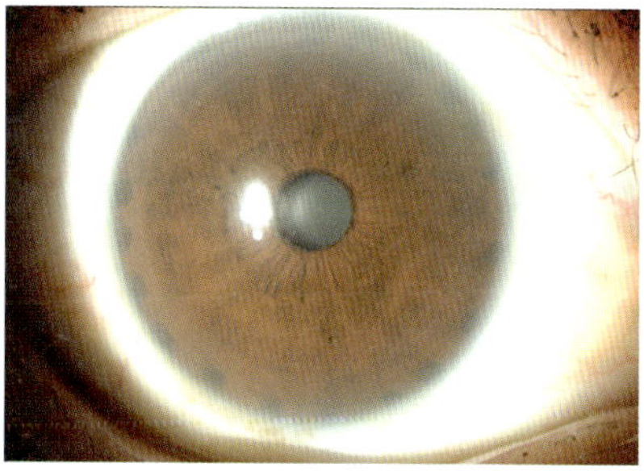

그림 43. 레이저주변홍채성형술 후 사진

다(그림 42, 43).

한편, 레이저홍채절개술을 바로 시행하기 어려울 경우 레이저주변홍채성형술을 먼저 할 수 있으며, 병용할 수도 있다.

레이저섬유주성형술

레이저섬유주성형술은 일반적으로 약물 치료에도 불구하고 안압을 더 내려야 하는 개방각녹내장 환자에게 2차 치료방법으로 사용되는데, 약물 치료 효과 외에 25% 정도까지 추가적으로 안압을 내릴 수 있다. 이외에 임신을 계획하거나 임신 중에 녹내장 점안약을 사용하기 어려운 경우에도 선택적으로 시도된다.

대표적인 것이 아르곤 레이저섬유주성형술(ALT)인데, 이

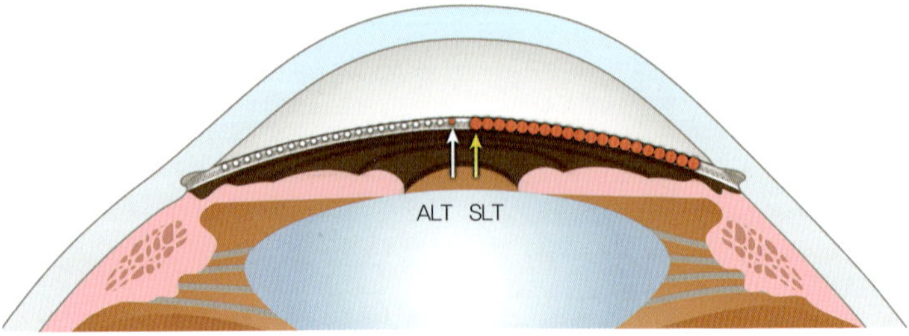

그림 44. ALT와 SLT의 레이저 조사 부위 (왼쪽 화살표: ALT, 오른쪽 화살표: SLT)

시술은 방수가 통과해 지나가는 섬유주에 레이저를 조사하는 방법으로, 섬유주를 광응고시켜 섬유주 사이의 공간을 넓게 해 준다. 또한 세포외 기질의 변화 및 섬유주 내피세포의 작용을 증가시켜 방수가 원활하게 유출될 수 있도록 돕는다(그림 44).

최근에는 색소섬유주상피만을 선택적으로 변화시키는 선택적 레이저섬유주성형술(SLT)도 사용되고 있다(그림 44). SLT는 ALT에 비해 조직의 손상이 적고 반복적으로 치료할 수 있다는 장점이 있다. 그러나 SLT는 ALT와 비교하여 성공률이 더 높은 것은 아니며, ALT와 SLT 모두 수술 전 단계 치료방법이고 수술을 대체할 방법은 아니다.

섬모체광응고술

섬모체광응고술은 앞에서 소개한 레이저 치료들과 달리 상당히 높은 에너지의 레이저를 이용해 섬모체를 파괴시켜 방수의 생산을 줄이는 방법이다.

하지만 이 시술은 방수 생산을 얼마나 억제하고 안압을 어느 정도 내릴 수 있는지 예측하기 어렵기 때문에, 대부분의 경우 다른 치료방법보다 나중에 사용된다. 시력의 호전을 기대하기 어렵거나 약물과 수술로 안압이 조절되지 않아 통증이 심한 난치성 녹내장 환자에서 주로 사용된다. 방수 생산의 과도한 억제로 인해 안구가 위축되는 부작용이 다른 치료보다 많이 발생한다.

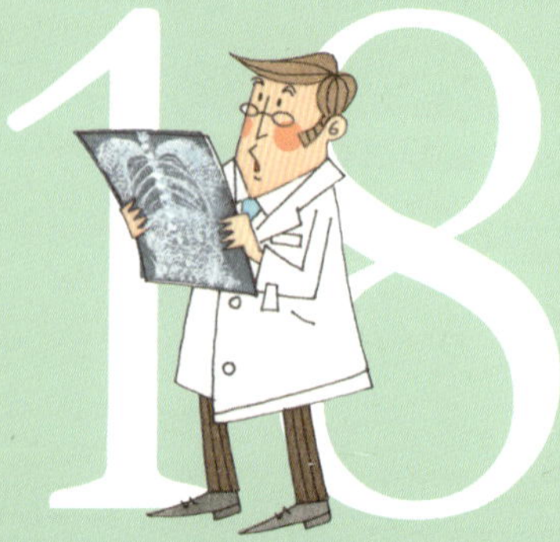

녹내장 수술은 어떻게 이루어지나?

안압을 낮추기 위한 녹내장의 1차 치료는 약물 치료이지만, 안압약만으로 안압을 낮추기 어려운 경우나 약물 치료에도 불구하고 시신경손상의 진행 속도가 빠른 경우, 약제의 부작용으로 인해 약물 치료를 계속하기 어려운 경우 등에는 수술 치료를 고려한다.

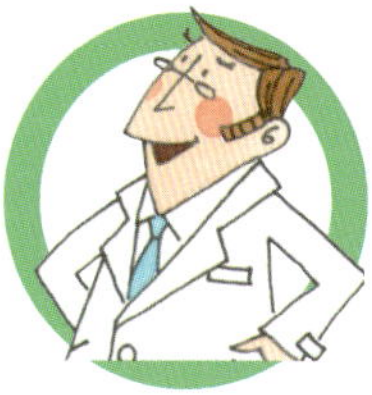

녹내장 수술

녹내장 수술은 눈 주위에 마취제를 주사하거나 점안마취제로 마취를 하여 수술을 진행하며, 특별한 문제가 없으면 다음날부터 안대를 떼고 지낼 수 있다. 수술 후 한 달 정도가 예후에 중요한 시기이며, 이 기간 동안 외래에 1주일에 1회 정도 안압 측정과 안압 조정을 위한 방문이 필요하다. 수술 후 안압이 낮거나 높을 수 있으며, 이에 따라 시력이 변동될 수 있으나, 대부분 한 달 정도 지나면 안정화된다.

대부분의 녹내장 수술은 안구 내의 방수가 안구 바깥쪽 결막 밑으로 유출되도록 새로운 길을 만들어 주는 방법을 이용한다. 가장 많이 시행되는 수술에는 섬유주절제술과 녹내장 임플란트 삽입술이 있다.

섬유주절제술

섬유주절제술은 방수가 결막 아래 공간으로 흘러나오면서 결막에 물주머니인 여과포가 생기도록 만드는 수술이다. 우선 눈의 결막을 박리한 다음 공막편을 만들고, 공막편 아래 방수가 통과하는 섬유주의 일부를 절제해서 방수가 안구 내에서 안구 바깥쪽의 결막 아래 공간으로 원활하게 흘러나오도록 한다. 여과포 내에 도달한 방수는 천천히 결막 주위의 혈관을 통해 우리 몸으로 다시 흡수된다(그림 45).

섬유주절제술은 이미 오래전부터 확립된 수술법으로 성공률은 약 70~90%이며, 비교적 안전하고 효과적인 치료법이다.

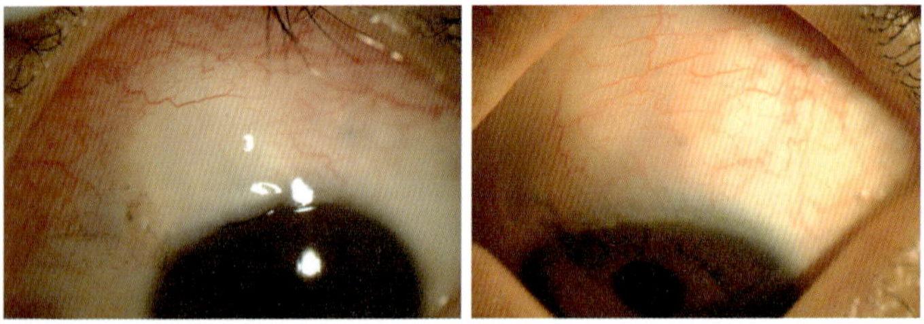

그림 45. 섬유주절제술 후 결막 아래 공간으로 방수가 흘러나오면서 생성된 여과포의 모습. 왼쪽 사진은 수술 1개월 후, 오른쪽 사진은 수술 1년 후 여과포의 모습으로, 혈관의 분포가 적고 불룩해진 성공적인 여과포가 관찰된다.

녹내장 임플란트 삽입술

녹내장 임플란트 삽입술은 섬유주절제술 후에도 안압 조절이 되지 않은 경우나, 신생혈관 녹내장, 포도막염 녹내장 등 섬유주절제술의 성공률이 낮다고 보고된 경우에 주로 시행한다.

결막 아래에 삽입된 녹내장 임플란트가 여과포와 같은 공간을 지속적으로 확보해 주고, 임플란트에 연결된 가느다란 실리콘 관이 앞방 내로 삽입되어 방수는 삽입된 관을 따라 흘러 녹내장 임플란트 주위 결막 아래로 흘러나가게 된다.

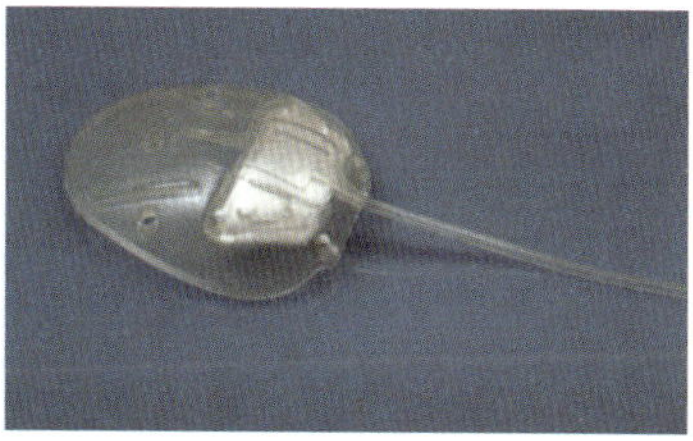

그림 46. 녹내장 임플란트 삽입술에 사용되는 아메드 밸브 임플란트

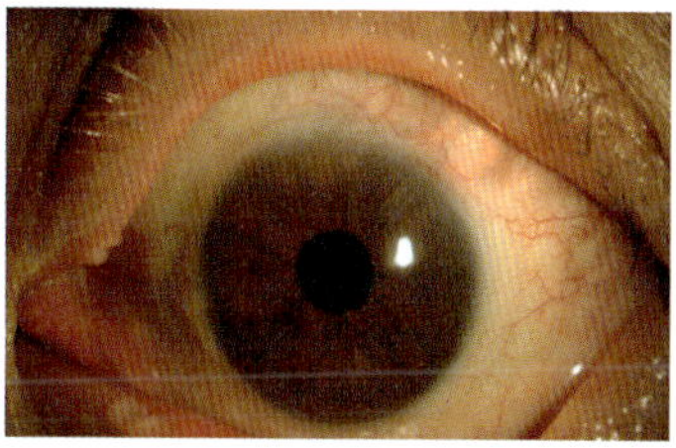

그림 47. 녹내장 임플란트 삽입술 후의 사진. 1시 방향에 앞방 내에 삽입된 임플란트의 실리콘 튜브를 관찰할 수 있다.

녹내장 수술 후 부작용과 주의사항

녹내장 수술의 초기 부작용으로 과도한 방수 유출로 인한 저안압이 발생할 수 있다. 안구 형태 및 기능 유지를 위해서는 적절한 안압이 필요한데, 저안압 상태가 지속될 경우 맥락막부종 및 박리가 생기기도 하고, 망막의 중심부 황반부에 주름이 생겨 시력저하를 가져올 수 있으므로 적절한 치료가 요구된다.

초기 저안압을 방지하기 위해 섬유주절제술 시 방수 유출로의 일부분을 실로 봉합하고 나중에 아르곤레이저 치료로 실을 끊어주는 방법을 쓰기도 한다. 녹내장 임플란트 삽입술의 경우 실리콘 관을 실로 부분적으로 묶었다가 풀어주기도 한다.

이외에도 여과포가 감염되어 안내염으로 발전하거나, 녹내장 임플란트가 노출되거나 감염되는 부작용, 앞방출혈 등이 있을 수 있으나, 빈도는 높지 않은 편이다.

녹내장 수술 후에는 일반적인 안내 수술 후와 마찬가지로 눈에 오염된 물질이 들어가지 않게 하고, 안압약 점안 시 손을 항상 깨끗하게 씻고 점안한다. 눈을 부딪히지 않도록 주의하고, 되도록 눈에 압력이 가해지지 않도록 하는 것이 좋다.

수술 후 일정 기간 동안에는 눈에 물이 직접 닿지 않도록 하여 씻고, 외출 시에는 안대나 선글라스, 보안경을 착용하여 눈에 직접적인 자극이 가해지지 않도록 한다.

Hospital Memo

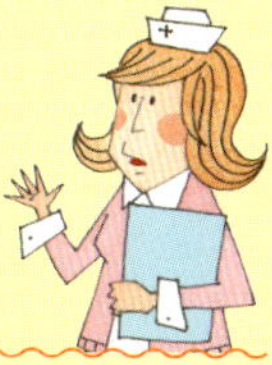

수술을 받으면 녹내장이 완치되나?

녹내장은 계속 진행하는 병으로 현재의 치료방법으로는 녹내장의 완치를 기대할 수는 없다. 다만, 수술의 목표 역시 약물 치료와 마찬가지로 부작용이 없는 한도 내에서 안압을 최대한 낮추어 녹내장 진행 속도를 늦추는 것이다. 수술 후 여과포의 기능이 떨어지거나 방수 유출이 잘 이루어지지 않아 안압이 다시 상승할 경우에는 안약을 다시 점안할 수도 있다. 녹내장 수술의 성공 지표로 안압을 얼마나 떨어뜨리는가도 중요하지만, 녹내장 점안약의 개수를 줄이는 것도 중요하다.

수술을 받으면 시력 및 시야가 회복되나?

아직까지 손상된 신경을 다시 원상태로 돌릴 수 있는 방법은 없다. 수술은 약물 치료로 조절이 안 되거나, 그 이외의 방법들에서 치료 효과를 달성하기 어려운 상황에서 시력과 시야의 손상을 예방하기 위해 시행하며, 즉각적인 시력 및 시야의 회복을 위한 치료방법이 아니다. 오히려 수술 후에는 저안압으로 인해 시력이 일시적으로 감소할 수 있다.

19

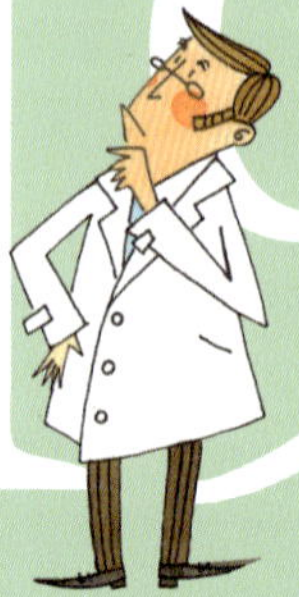

녹내장 치료 후 성공사례

다음은 원발개방각녹내장과 급성 폐쇄각녹내장의 치료 후 성공사례이다.

원발개방각녹내장

이모 씨는 왼쪽 눈이 원발개방각녹내장으로 진단되어 치료받던 중, 약물 치료로 안압이 점점 조절되지 않으면서 약 30mmHg까지 상승하였다. 뿐만 아니라 망막신경섬유층 및 상측 시야결손 부위의 범위가 빠르게 넓어져 왼쪽 눈 섬유주절제

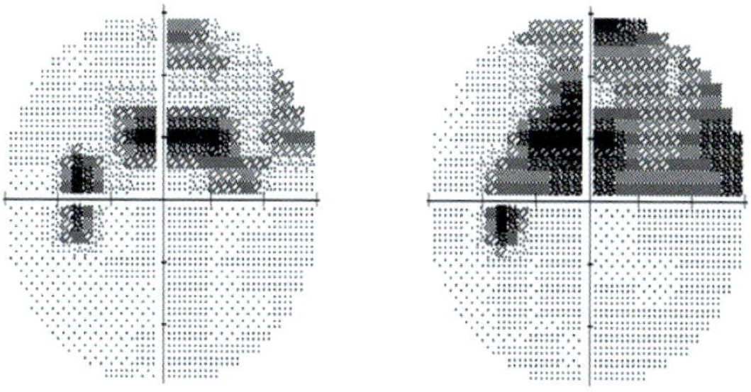

그림 48. 환자의 시야 결손 진행 전(왼쪽 그림)**과 시야 결손 진행 후**(오른쪽 그림) **검사 결과**

술을 시행하기로 하였다(그림 48). 이모 씨는 수술에 대한 걱정과 부담이 앞섰으나, 평소 의료진에 대한 두터운 신뢰를 바탕으로 믿고 섬유주절제술을 시행받았다.

수술 당시 왼쪽 눈 시력은 0.7이었고, 여러 개의 점안약을 사용함에도 불구하고 안압은 약 25mmHg였다. 이모 씨는 섬유주절제술을 시행받았고, 수술 후 다음날 시력은 0.7, 안압은 8~10mmHg로 측정되었다. 현재까지 추가 안압약 없이 안압은 10~12mmHg로 잘 유지되고 있으며, 수술 후 정기적으로 시행한 빛간섭단층촬영, 시신경 사진, 망막신경섬유층 사진 및 시야검사에서 모두 진행 소견 없이 경과를 관찰 중이다.

원발개방각녹내장은 정상안압녹내장과 달리 대부분 안압이 정상범위를 벗어나 높게 유지되며, 이로 인한 시신경의 손상 및 진행 속도가 정상안압녹내장에 비해 비교적 빠른 편이다. 다행히 이모 씨는 적절한 시기에 수술을 받아 현재 다른쪽 눈과 비슷한 시력을 유지하고 있고, 시야 결손의 범위도 진행 없이 잘 유지되고 있어 일상생활에 큰 불편감 없이 경과를 관찰 중이다.

급성 폐쇄각녹내장

김모 씨는 갑자기 하루 전부터 오른쪽 눈에 통증을 느끼고 머리가 깨질 듯이 아팠으나, 그냥 보통 앓던 편두통이겠거니 하고 평소 사용하던 진통제를 복용하였다. 그런데 시간이 지날수록 통증은 점점 심해졌고, 오른쪽 눈의 시력이 떨어지고 갑자기 수차례 토하게 되어 도저히 일상생활을 할 수가 없어 한밤중에 응급실에 내원하였다.

응급실에서 초진 시 오른쪽 눈의 시력은 눈 앞에 손을 흔드는 상태만 인지할 수 있을 정도로 나빴고, 오른쪽 눈의 안압은 45mmHg로 높았다. 세극등현미경 검사에서 오른쪽 눈의 각막부종, 앞방염증, 동공확장이 관찰되었고, 앞방각이 좁은 급성 폐쇄각녹내장으로 진단되었다(그림 49).

즉시 안압을 낮추기 위한 정맥 주사제인 만니톨과 안압하강 먹는 약, 안압약을 투여했고, 이와 동시에 항염증제, 동공축소제도 함께 투여했다. 약 1시간 반 후 안압이 20mmHg 정도로 떨어졌고, 두통 및 안통도 가라앉았다. 이후 바로 외래 레이저 치료실에서 레이저홍채절개술을 시행했다. 레이저 치료 및 염증 치료 후 오른쪽 눈의 시력은 0.5로 호전되었고, 안압도 10mmHg로 유지되어 일단 모든 점안약을 끊고 경과를 관찰하기로 하였다. 왼쪽 눈의 안압은 정상범위였으나, 앞방각이 좁아

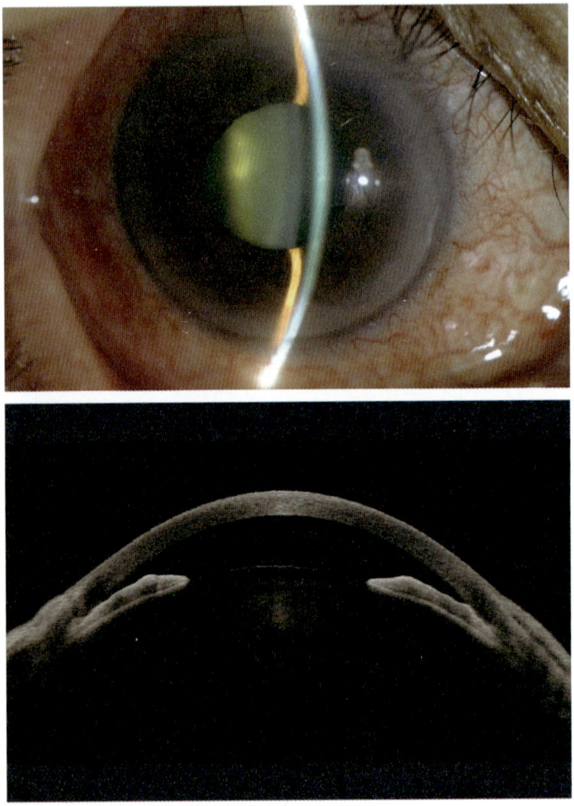

그림 49. 응급실 내원 당시 찍은 전안부 사진(위)에서 오른쪽 눈의 결막 충혈, 확장된 동공, 좁은 앞방각 및 각막부종이 관찰되었다. 전안부 빛간섭단층촬영 사진(아래)에서는 좁은 앞방각 및 동공 차단의 소견이 관찰되었다.

져 있어 향후 오른쪽 눈과 같은 급성 발작을 예방하기 위해 레이저홍채절개술을 시행하였다.

약 3개월 후 오른쪽 눈의 시력은 0.8 정도로 회복되었고, 약물 치료 없이 9~10mmHg 정도로 안압은 잘 유지되었다. 발작이 생긴 이후 5년이 지난 현재까지 양쪽 눈 모두 정상 시력과 약물 치료 없이 정상 안압 범위를 유지하고 있으며, 꾸준한 정기검진을 통해 녹내장의 진행 여부에 대해 면밀히 관찰 중이다.

이 환자의 경우 다행히 급성 폐쇄각녹내장 발작 후 신속하게 치료되어 녹내장 정밀검사상 시신경손상은 관찰되지 않았으며, 시야도 정상 소견을 보였다.

폐쇄각녹내장은 개방각녹내장에 비해 예후가 좋지 않은 경우도 많이 있으나, 급성 발작이 잘 치료될 경우 심각한 손상 없이 잘 유지되는 경우도 많아 빠른 진단 및 치료가 매우 중요한 질환이다. 다만, 급성 발작 시 치료가 잘 되었다 하더라도 만성 폐쇄각녹내장으로 진행할 수 있어 정기적인 경과 관찰이 필요하다.

20

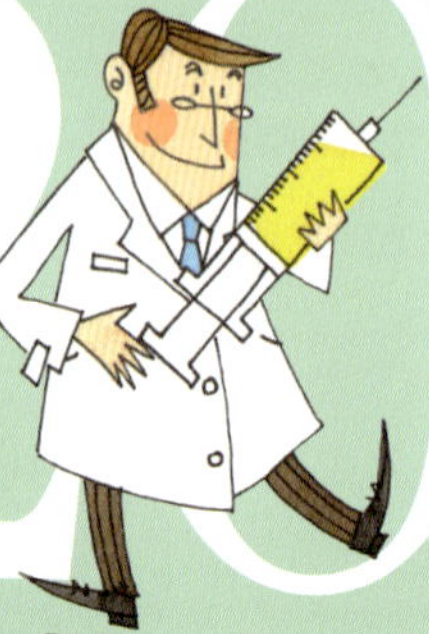

Q&A 녹내장에 대한 궁금증 15가지

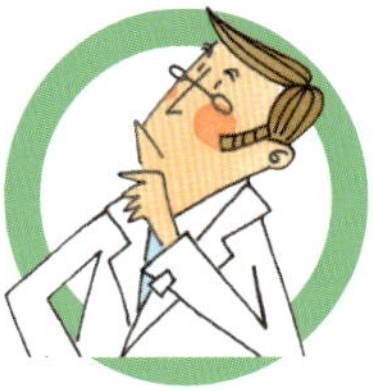

Q 녹내장에 안 좋은 자세는?

A 우리는 평생의 1/3 정도를 누워서 지낸다. 앉은 자세보다 누운 자세에서 안압이 더 상승하는 것으로 알려져 있는데, 정상인에 비해 녹내장 환자에서 그 상승폭이 더 큰 것으로 알려져 있다. 안압을 측정하는 것은 한순간에 불과하다. 그러므로 환자들이 병원에 와서 앉은 자세로 측정하는 안압은 실제 안압의 극히 일부분이며, 일상 안압 중에서 낮은 안압을 측정한 것일 가능성이 있다.

필자는 두 눈 사이의 시야장애가 비대칭적으로 차이가 큰 정상안압녹내장 환자를 대상으로 앉은 자세, 똑바로 누운 자세, 그리고 옆으로 누운 자세에서 각각 안압을 측정하는 연구를 진행하였다. 그 결과 앉은 자세에서의 안압은 양안에 차이가 없었으나, 시야장애가 심한 눈이 아래로 향하게 누운 자세에서의 안압이 반대편으로 누웠을 때보다 유의하게 높음을 알 수 있었다. 또한 눈이 베개에 눌릴 경우 안압은 더욱 상승하는 것으로 측정되었다. 설문조사 연구에 의하면, 옆으로 누워 잔다고 답한 녹내장 환자의 약 2/3에서 시야장애가 심한 쪽 눈을 아래로 향하도록 옆으로 누워서 잔다고 하였다.

요약하면, 녹내장이 심한 눈을 아래로 향하여 누울 경우 안압이 더욱 상승하여 안 좋은 영향을 줄 수 있다. 수면 시 자세는 본인의 의지로 조절할 수 없는 부분이 많다. 그러나 옆으로 누워서 TV, 책을 보거나 잠을 청할 때의 자세는 노력해 볼 수 있는 여지가 있다. 또한 녹내장 환자는 눈이 베개에 눌리는 상태, 또는 엎드려서 자거나 엎드린 자세에서 마사지를 받거나 헬스클럽 등에서 거꾸로 매달리는 자세는 피해야 한다.

Q 녹내장 환자는 어떤 운동을 해야 하나?

A 걷기, 달리기, 자전거 타기 등 가벼운 운동은 안압에 이로운 효과를 주나, 과도한 벤치 프레스(Bench Press) 운동, 물구나무 서기 자세, 복압을 올리는 운동, 수영 시 과도하게 조이는 수경 착용은 피하는 것이 좋다.

또한 걷거나 달리기, 자전거 타기 등의 운동을 한 직후에는 안압이 감소하는 것으로 알려져 있다. 특히 녹내장 환자에서 정상인에 비해 이러한 운동을 한 후 안압 감소폭이 더 크고 오래 지속되었다는 보고가 있다. 운동을 꾸준히 하면 기저안압을 낮추는 효과가 있지만, 운동을 중단한 지 3주 후면 운동하기 이전 수준으로 안압이 되돌아온다는 연구 결과에 비추어 볼 때, 가벼운 운동을 꾸준히 규칙적으로 하는 생활습관이 녹내장 예방 및 관리에 중요하다.

한편, 운동 이후에 안압이 상승하는 때가 있는데, 주로 숨을 참으면서 운동을 하는 경우에 해당한다. 과도한 힘을 내기 위해 숨을 꽉 참고 운동을 한 경우에 비해 숨을 쉬면서 한 경우가 안압 상승폭이 더 작았다는 보고가 있다.

수영할 때 늘 착용하는 수경 역시 안압에 영향을 준다. 수경 착용 시 수경 내부의 음압이 최대 -44mmHg까지 이를 수 있고, 이때 이론적으로 44mmHg까지 안압이 상승할 수 있다. 또한 안구가 큰 사람이 단면적이 작은 수경을 착용할 경우 안구 자체가 압박될 수도 있다. 결국 녹내장 환자들은 수영을 제한하기보다는, 수경이 꽉 조이지 않고 눈에 물이 들어가지 않는 한도 내에서 최대한 느슨하게 착용하는 것이 필요하다.

최근 웰빙 열풍으로 요가를 배우는 사람이 늘고 있다. 요가 자세 중 하나인 물구나무 서기 자세의 경우 안압이 2배 정도 오를 수 있다. 또한 매일 이 요가 자세를 취한 환자에서 시야 장애의 진행이 보고된 예가 있다.

이상을 정리하면, 걷기, 달리기, 자전거 타기 등의 가벼운 운동은 안압에 이로운 효과를 주나, 과도한 벤치 프레스, 물구나무 서기 자세, 숨을 참으면서 하는 운동, 과도하게 조이는 수경 착용은 피하는 것이 안압 관리에 도움이 된다.

Q 녹내장에 좋은 음식은?

A 우리가 평소에 먹는 음식에도 녹내장 예방에 도움을 줄 수 있는 것들이 있다. 그 대표적인 것은 케일, 콜라드, 당근, 복숭아, 오렌지 같은 녹황색 채소 및 과일들이다. 또한 은행잎 추출물과 빌베리 추출물인 안토시아닌 등 항산화 효과를 가진 성분은 녹내장 환자에게 도움을 줄 수 있다는 보고가 있다.

녹내장 발생의 가장 중요한 인자로 높은 안압을 꼽을 수 있지만, 이 밖에도 녹내장의 발생 기전을 설명할 때 중요하게 거론되는 것 중 하나가 산화 스트레스이다. 우리가 호흡을 하면서 마시는 산소는 체내 대사과정을 통해 에너지원을 만들어내는 데 핵심 역할을 한다. 하지만 이와 동시에 호흡 대사과정의 부산물로 우리 몸에 해로운 산화 스트레스를 유발한다. 이 산화 스트레스가 구조적으로 취약한 녹내장 환자의 시신경을 더욱 손상시킴으로써 녹내장 발생에 관여할 수 있다는 연구들이 발표되고 있다. 이러한 관점에서 항산화 작용이 있는 음식물의 섭취가 녹내장의 발생을 예방할 수 있는지에 대한 다양한 연구가 이루어지고 있다. 앞서 언급한 케일, 콜라드, 당근, 복숭아, 오렌

녹내장에 도움을 줄 수 있는 음식

- **항산화 음식**: 크랜베리, 블루베리, 딸기 등의 안토시아닌, 포도껍질의 레스베라트롤, 은행잎의 깅코빌로바 등은 활성산소 발생을 억제한다.
- **비타민 A**: 달걀 노른자, 버터, 치즈, 동물의 간, 당근, 시금치 등 녹황색 채소, 버섯
- **비타민 B**: 간, 당근, 시금치, 뱀장어, 우유, 치즈, 파슬리, 쌀겨, 배아, 달걀 노른자, 표고버섯
- **비타민 E**: 식물성 기름, 뱀장어, 다랑어, 참치, 고등어, 깨, 아몬드, 콩, 현미
- **비타민 C**: 녹색 채소, 감자, 고구마, 감, 딸기, 감귤, 양배추, 피망, 양파, 당근, 시금치
- **필수지방산 오메가-3**: 아마씨, 호두, 연어, 꽃양배추, 배추
- **아연**: 굴과 조개류, 소 · 돼지 · 닭의 간, 현미나 깨 등의 눈 부분, 쇠고기, 방어, 복어, 어란 등의 어류, 무, 순무 등의 잎이나 파슬리 같은 녹색 채소, 알집, 팥, 매실
- **셀레늄**: 견과류, 각종 해산물, 어패류, 마늘, 브로콜리, 양파, 전밀, 육류, 가금류, 종실류, 간

지 같은 녹황색 채소 및 과일들은 산화 스트레스를 줄여 주는 것으로 여겨지는 대표적인 것들이다.

항산화 효과가 알려진 은행잎 추출물과 빌베리 추출물인 안토시아닌도 정기적으로 섭취했을 때 녹내장 환자의 시야개선 효과를 가져왔다는 연구 결과가 국내외에서 보고되고 있다. 그러나 이러한 항산화제를 맹신하여 본래의 녹내장 치료를 소홀히 하는 것은 문제가 있으며, 약제도 편리하지만 음식을 통하여 균형 있는 영양을 섭취하는 것이 녹내장 치료에 더 이상적일 것으로 판단된다.

Q 녹내장 진단을 받았는데 술, 담배는 해도 될까?

A 술, 담배가 녹내장 위험을 높인다는 뚜렷한 증거는 없다. 하지만 과도한 음주는 적절한 수면을 방해하고, 만취 상태에서는 안압을 높이는 행동(예를 들면, 구토)이나 부적절한 수면 자세로 이어질 수 있다.

알코올 섭취가 안압과 녹내장에 미치는 영향은 연구 결과마다 차이가 크다. 다수의 연구에서는 알코올 섭취가 녹내장 발생의 위험이 되지 않는다는 결과를 보였으나, 또 다른 연구들에서는 매일 알코올을 섭취하는 사람의 안압이 더 높다는 보고가 있다. 그러므로 과음은 반드시 피하고, 피하기 어려운 술

자리일 경우 본인의 주량에 따라 1~2잔 정도까지 융통성 있게 음주한다.

흡연은 미미하지만 통계적으로 안압을 높이는 것으로 보고된 바 있다. 하지만 흡연과 녹내장 발생과는 관련이 없다는 연구 결과들도 있어 현재 논란의 대상이다. 그러나 흡연은 말초혈액순환을 저해하여 시신경의 혈액순환을 방해할 수 있으므로 환자에게 금연을 권하고 있다.

Q 녹내장 환자는 커피를 마셔도 될까?

A 녹내장 환자가 굳이 커피를 제한할 이유는 없다. 하지만 과도한 카페인 섭취는 안압상승을 초래할 수 있으므로 주의가 필요하다.

카페인 섭취는 정상인의 안압에는 뚜렷한 변화를 주지 않으나, 녹내징 혹은 고안압증 환자의 경우 안압을 높일 수 있다. 또한 카페인 섭취가 녹내장 가족력이 있는 사람에서 녹내장 발생 위험을 높일 수 있으며, 하루 3잔 이상(카페인 〉 500mg) 커피를 마시는 사람은 녹내장의증 및 녹내장의 위험이 증가한다는 보고도 있다. 반면 한 잔의 커피(카페인 182mg)는 일시적으로 안압상승을 유발할 수 있지만, 임상적으로 녹내장 발생 위험을 높이지 않는다는 보고도 있어 논란의 여지가 있다.

반면 커피에 들어 있는 폴리페놀 성분(MCP)의 항산화 작용에 의한 신경보호 효과를 감안한다면 커피의 좋은 면도 있어, 녹내장 환자에서 커피의 섭취를 반드시 제한할 필요는 없을 것으로 생각한다.

Q 취미생활 중 주의해야 할 것은?

A 최근 관악기를 취미로 연주하는 중장년층과 전공 또는 직업으로 관악기를 연주하는 사람들이 증가하고 있다.

관악기를 연주하는 동안 안압은 2~3배 증가한다. 이러한 안압상승은 관악기를 부는 세기와 악기의 저항과 관련이 있는데, 관악기 중 공기저항이 많은 금관악기는 목관악기에 비해 안압상승이 크다. 금관악기 연주 경력이 긴 사람일수록 시야손상의 발생 위험도가 높았다는 연구에 비춰볼 때, 녹내장 환자는 관악기 연주를 피해야 한다.

또한 야외 레저활동으로 번지점프나 스쿠버 다이빙을 즐기는 사람이 늘고 있는데, 번지점프를 하면 물구나무 서기보다 더 안압상승 효과가 있어 녹내장 환자는 피하는 것이 좋다. 또한 스쿠버 다이빙을 하면 수압 차이에 의한 안압 변화를 유발하므로 녹내장 환자는 주의해야 한다.

Q 녹내장 환자는 물을 많이 마시면 안 좋나?

A 녹내장 환자들은 일반적으로 눈 속에서 만들어진 방수가 빠져나가는 하수도의 구조적·기능적 문제로 방수의 배출이 원활하지 않기 때문에 안압이 상승하기 쉽고, 따라서 평소에 안압이 높지 않도록 조절하며 지내야 한다. 한번에 많은 양(0.5~1리터)의 물을 마시면 체내 수분의 양이 짧은 시간에 증가하게 되고, 이에 따라 안압이 일시적으로 상승할 수 있다. 그렇지만 녹내장 환자가 물을 마실 때 조금씩 여러 번에 걸쳐 나누어 마신다면 눈건강과 몸건강에 해롭지 않을 것으로 판단된다.

Q 넥타이를 꽉 졸라매면 안 되나?

A 넥타이를 꽉 졸라매면 목의 정맥이 압박되어 안압이 상승할 수 있다. 실제로 녹내장 환자와 정상인에서 넥타이를 졸라매었을 때 안압이 상승했음을 증명한 연구 결과도 있다. 따라서 녹내장 환자는 넥타이를 졸라매거나 목이 조이는 복장은 피하는 것이 좋다.

Q 녹내장 진단을 받고 임신을 계획 중인데 안약을 계속 점안해도 될까?

A 최근 건강검진을 통해 젊은 나이에도 녹내장 진단을 받

는 환자가 늘고 있다. 특히 가임기 여성의 경우 녹내장 진단을 받은 후에도 임신을 준비하는 경우가 많은데, 이들에게 안압하강을 목적으로 안압약을 점안하는 것이 혹시 태아에 영향을 주지 않을까 하는 우려 때문에 의사나 환자 모두 고민에 빠지게 된다.

임신한 여성에게 가장 안전한 방법은 녹내장 안약을 점안하지 않는 것이겠지만, 녹내장 진행의 위험 때문에 어쩔 수 없이 안약을 점안해야 할 때에는 브리모니딘 안약의 점안을 고려해 볼 수 있다. 이것은 현재 판매되고 있는 녹내장 안약 중에서 태아에 상대적으로 안전한 등급(B 등급)을 받은 약제이다(다른 약제들은 C 등급). 하지만 B 등급도 동물실험 결과에서 안전성이 확립되었을 뿐, 임상적으로 인간 태아에 대한 안전성이 확립된 것은 아니어서 사용에 주의를 요한다. 특히 안약을 점안할 때 안약제의 전신 흡수를 최소화하기 위해 안약 점안 후 내안각의 눈물점 부위를 1~2분 정도 지그시 눌러주는 것이 좋다.

임신기간 동안 점안 안압하강제의 사용이 걱정된다면 레이저를 이용하여 일시적으로 안압상승을 억제하는 방법이 있다. 레이저섬유주성형술(ALT 또는 SLT)은 임산부와 태아에게 영향을 끼치지 않으면서 단기간의 안압 조절을 기대해 볼 수 있는 방법이다. 그러나 레이저에 대한 반응이 저조한 환자도 있다.

임신 계획이 있는 환자는 담당의에게 알려 향후 녹내장 치료 계획에 대해 상의를 해야 한다.

Q 녹내장과 헬리코박터균이 관련이 있나?

A 헬리코박터균은 전 세계 인구의 거의 절반 정도가 감염되었을 것으로 생각되는 매우 흔한 균으로, 주 감염부위는 위를 포함한 상부위장관이다. 하지만 헬리코박터균에서 분비되는 여러 염증 물질들과 헬리코박터균에 대한 항체가 혈액순환을 통해 전신에 관여하며, 위장관 질환 외에도 허혈성 심장질환, 알츠하이머병, 녹내장, 혈액질환, 당뇨 등의 질환과 연관되어 있다는 사실이 알려지고 있다.

정상안압녹내장의 비율이 높은 우리나라 녹내장 환자의 경우, 녹내장의 원인을 높은 안압만으로는 설명하기 어려운 부분이 있다. 정상안압녹내상의 발생 기전으로 혈액순환 장애에 의한 허혈성 요인이 중요한 부분을 차지하며, 헬리코박터균 감염에 의한 여러 염증 인자 및 혈관조절 인자와 자가면역반응의 역할도 무시할 수는 없다.

이러한 관점에서 우리나라 정상안압녹내장 환자의 헬리코박터균 감염률이 정상인에 비해 유의하게 높았고, 헬리코박터 감염이 녹내장 발병의 위험도를 약 2배 올린다는 연구 결과가 발표된 바 있다.

그러므로 헬리코박터균 감염이 있는 사람은 녹내장 검사를 받아볼 필요가 있다. 그러나 헬리코박터균 감염이 있는 녹내장 환자에서 헬리코박터균 치료가 녹내장의 예후에 어떤 영향을 미치는지에 대해서는 향후 연구해야 할 부분이다.

Q 녹내장의증으로 진단받았는데 치료를 받아야 하나?

A 녹내장의증은 현재 녹내장이 발병하지는 않았으나 향후 녹내장 발병 위험이 있는 상태로, 안압이 지속적으로 높거나 시신경유두, 망막신경섬유층, 시야검사 소견 중 어느 하나라도 녹내장으로 의심될 때를 일컫는다. 녹내장의증 환자를 언제 치료할 것인가를 결정할 때에는 환자의 안과적 상황, 사회·경제적 상황, 심리상태 등 다양한 요소들을 고려해야 한다. 그 이유는 녹내장의증에서 원발개방각녹내장으로 진행하는 경우가 많지 않고, 녹내장 약물 사용에 따른 환자의 경제적 부담, 불편함, 그리고 부작용이 있기 때문이다.

안압이 계속 높게 유지되거나 각막의 중심부 두께가 얇은 경우, 유두함몰이 큰 경우, 고령, 시신경유두 출혈이 있는 경우, 그리고 녹내장의 가족력이 있는 경우에는 녹내장으로 진행할 위험이 높으므로 치료를 고려해야 한다.

앞서 언급했듯이, 사람마다 처해 있는 안과적 상황, 사회·경제적 상황, 그리고 심리상태 등에 차이가 크기 때문에 담당의와 치료 계획에 대해 충분히 상의하고 정기적으로 경과를 관찰하는 것이 좋다.

Q 녹내장 환자는 라식 수술을 받아도 되나?

A 근시가 많은 우리나라에서는 근시를 해결하고 안경을 벗을 수 있는 굴절교정 수술에 대한 수요가 늘고 있다. 또한 최근에는 노안교정 수술에 대한 관심도 상당히 높은 편이다. 녹내장 환자에게 라식(LASIK)이나 라섹(LASEK) 같은 굴절교정 수술이 절대적으로 금지되어야 할 이유는 없지만, 굴절교정 수술을 받기 전에 주의해야 할 점이 몇 가지 있다.

첫째, 각막 절편을 만드는 라식 수술의 경우, 각막 절편을 만드는 과정에서 눈 흡입기의 압력에 의해 일시적으로 안압이 상승할 수 있다. 이런 관점에서 각막 절편을 만드는 과정이 필요 없는 라섹(LASEK)이 오히려 녹내장 환자에게는 상대적으로 안전할 수 있다.

둘째, 굴절교정 수술 후에는 재발과 근시로의 이행을 막기 위해 수술 후 수개월간 스테로이드 안약을 점안해야 한다. 그런데 이 스테로이드 안약을 장기간 점안하게 되면 안압이 특히 많이 오르는 사람들이 있다. 아쉽게도 누가 스테로이드 안약을 넣었을 때 안압이 올라갈지는 미리 점안해 보고 반응을 보지 않는 이상 알 수 있는 방법이 없다. 따라서 스테로이드 안약 점안 후 안압상승의 경험이 있던 환자는 굴절교정 수술을 피하거나 스테로이드 안약 사용을 최소화해야 한다.

셋째, 최근 고도근시로 라식/라섹 수술이 불가능한 사람들을 위해 안내렌즈 삽입술이 시행되고 있다. 안내렌즈가 삽입된 눈에서는 안압상승의 위험이 높으므로, 녹내장의 병력이 있거나 폐쇄각녹내장의 위험이 높은 사람들은 안내렌즈 삽입술을 피하는 것이 좋다.

사람의 눈은 개인별로 차이가 크고 각기 처해 있는 임상적 상황이 다르므로, 굴절교정 수술을 받기 전에 해당 전문의와 충분히 상담하여 수술의 득과 실을 따져 봐야 한다.

Q 녹내장과 고혈압이 동반된 경우 혈압조절은 어떻게 하는 것이 좋을까?

A 혈압이 녹내장의 발생 또는 진행에 미치는 영향에 대해서는 연구에 따라 결과가 다양하다. 최근에 발표된 메타분석을 이용한 연구에 따르면, 혈압이 높을수록 안압이 상승되어 녹내장 발생 위험이 증가한다고 한다. 반면 혈압이 너무 낮을 경우

안구 관류압이 낮아져 허혈적 시신경손상을 초래할 수 있다는 보고도 있다. 따라서 고혈압 환자가 혈압 치료를 과도하게 받아 저혈압이 되는 것도 주의해야 한다. 결론적으로 적정 혈압을 유지하는 것이 녹내장의 발생 및 진행을 지연시키는 데 도움이 되며, 목표 혈압에 대해 내과 전문의와 상의한 후 본인의 상태에 맞게 조절할 것을 권한다.

Q 녹내장 환자는 비아그라를 계속 복용해도 괜찮을까?

A 비아그라는 혈관확장 기능이 있는 원리를 이용하여 임상적으로 발기부전제로 활용되면서 대중들에게 선풍적인 인기를 얻고 있다. 또한 최근에는 폐동맥 고혈압의 치료제로도 각광을 받고 있다. 그러나 비아그라의 혈관확장 기능은 이론적으로 방수의 생산을 증가시켜 녹내장 환자에서 안압을 일시적으로 상승시킬 수 있는 위험이 있다. 하지만 이러한 이론적인 우려에도 불구하고 실제적으로는 녹내장 위험을 높이지 않는다는 연구 결과도 있어 아직 안전성에 대한 논란의 여지가 있다.

비아그라의 혈관확장 기능에 의한 방수생산 증가와 안압 상승의 위험을 고려할 때, 녹내장 환자가 장기간 비아그라를 상습적으로 복용하는 것은 조심하는 것이 좋다.

Q 급성 녹내장을 예방하는 방법이 있나?

A 원시나 노안이 심한 사람은 고개를 숙인 자세에서 또는 어두운 곳에서 독서나 작업을 하지 않는 것이 좋다. 이러한 위험인자를 가진 사람이 어두운 곳에서 근거리 작업을 하면 동공이 커지면서 홍채가 방수의 출구를 막아 안압이 올라갈 수 있으며, 고개를 숙인 자세에서는 수정체와 홍채가 앞쪽으로 이동하면서 방수의 출구를 막을 수 있다.

폐쇄각녹내장으로 급성 발작이 왔던 사람은 반대편 눈에도 같은 상황에 처할 확률이 높다. 이 경우 예방적으로 반대편 눈에 레이저홍채절개술을 받으면 앞으로 있을지도 모를 급성 발작을 막을 수 있다. 또한 백내장 수술을 통해 수정체를 제거하고 인공수정체를 삽입하면 앞방각이 넓어지는 효과가 있어 급성 녹내장의 발생을 예방할 수 있다.

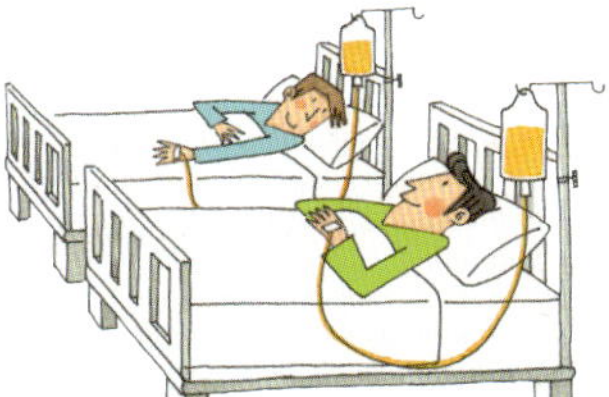

참고문헌

박기호. 2005.「녹내장의 약물치료」.『대한의사협회지』48(2): 189-196.

윤동호. 2013.『녹내장』개정5판, 한국녹내장학회, pp. 229-230.

Allingham, R. R. 2011. *Shields Textbook of Glaucoma*, 6th edition, pp. 72-75, 267-278.

Charlson, M. E., C. G. de Moraes, A. Link et al. 2014. "Nocturnal systemic hypotension increases the risk of glaucoma progression." *Ophthalmology*, 121(10): 2004-2012.

Coleman, A. L., K. L. Stone. G. Kodjebacheva et al. 2008. "Glaucoma risk and the consumption of fruits and vegetables among older women in the study of osteoporotic fractures." *Am J Ophthalmol*, 145(6): 1081-1089.

Flammer, Josef. 2001. *Glaucoma*, 1st English edition. Hogrefe & Huber Publishers, Bern.

Giaconi, J. A., F. Yu, K. L. Stone et al. 2012. "The association of consumption of fruits/vegetables with decreased risk of glaucoma among older African-American women in the study of osteoporotic fractures." *Am J Ophthalmol*, 154(4): 635-644.

Jeoung J. W., K. H. Park, T. W. Kim et al. 2005. "Diagnostic ability of optical coherence tomography with a normative database to detect localized retinal nerve fiber layer defects." *Ophthalmology*, 112: 2157-2163.

Kim, H. S., K. H. Park and J. W. Jeoung. 2013. "Can we measure the intraocular pressure when the eyeball is against the pillow in the lateral decubitus position?" *Acta Ophthalmol*, 91(7): e502–505.

Kim, J. M., K. H. Park, S. H. Kim et al. 2011. "Investigation of the Association between Helicobacter pylori infection and normal tension glaucoma." *Invest Ophthalmol Vis Sci*, 52(2): 665–668.

Kim, K. N., J. W. Jeoung, K. H. Park et al. 2014. "Relationship between preferred sleeping position and asymmetric visual-field loss in open-angle glaucoma patients." *Am J Ophthalmol*, 157(3): 739–745.

Kim, K. N., K. H. Park, J. W. Jeoung et al. "Effect of lateral decubitus position on IOP in glaucoma patients with asymmetric visual field loss." *Ophthalmology*, 120(4): 731–735.

Lee, J. J., K. H. Park, D. M. Kim et al. Clinical outcomes of Ahmed glaucoma valve implantation using tube ligation and removable external stents." *Korean J Ophthalmol*, 23(2): 86–92.

Leske, M. C., A. Heijl, L. Hyman et al. 2007. "Predictors of long-term progression in the early manifest glaucoma trial." *Ophthalmology*, 114(11): 1965–1972.

Leske, M. C., S. Y. Wu, A. Hennis et al. 2008. "Risk factors for incident open-angle glaucoma: the Barbados Eye Studies." *Ophthalmology*, 115(1): 85-93.

Levene, R. Z. 1980. "Low-tension glaucoma: a critical review and new material." *Surv Ophthalmol*, 24: 621-664.

Meyer, J. H., J. Brandi-Dohrn and J. Funk. 1996. "Twenty four hour blood pressure monitoring in normal tension glaucoma." *Br J Ophthalmol*, 80(10): 864-867.

Park, K. H. "Acute Angle Closure." In C. Hong, T. Yamamoto eds, 2007. *Angle Closure Glaucoma*. Kugler Publications. Amsterdam. pp.123-132.

Quaranta, L., S. M. Bettelli, G. Uva et al. 2003. "Effect of Ginkgo biloba extract on preexisting visual field damage in normal tension glaucoma." *Ophthalmology*, 110(2): 359-362.

Shim, S. H., J. M. Kim, C. Y. Choi et al. 2012. "Ginkgo biloba extract and bilberry anthocyanins improve visual function in patients with normal tension glaucoma." *J Med Food*, 15(9): 818-823.

Suh, M. H. and K. H. Park. 2014. "Pathogenesis and clinical implications of optic disk hemorrhage in glaucoma."*Surv Ophthalmol*, 59(1): 19-29.

Teikari, J. M. 1987. "Genetic factors in open-angle (simple and capsular) glaucoma.

A population-based twin study." *Acta Ophthalmol*, 65(6): 715-710.

The Advanced Glaucoma Intervention Study(AGIS). 2000. "7. The relationship betweencontrol of intraocular pressure and visual field deterioration. The AGIS Investigators." *Am J Ophthalmol*, 130(4): 429-440.

Wolfs, R. C., C. C. Klaver, R. S. Ramrattan et al. 1998. "Genetic risk of primary open-angle glaucoma. Population-based familial aggregation study." *Arch Ophthalmol*, 116(12): 1640-1645.

Yamamoto, T., P. Rojanapongpun and K. H. Park eds. 2010. *Atlas of Angle Closure Glaucoma*. Newest Medicine Publications, Seoul.

Zhao, D., J. Cho, M. H. Kim et al. 2014. "The association of blood pressure and primary open-angle glaucoma: A Meta-analysis." *Am J Ophthalmol*, 158(3): 615-627.